宁养工作好比一杯凉水

一道清泉

为贫困、绝望、黑暗中

呻吟的病人

纾缓身心痛楚

请谨记

我是与您们一起同工

我们是宁养工作真正携手的同道人

——李嘉诚

宁养疗护社会工作案例集

主　　　编　李嘉诚基金会「人间有情」全国宁养医疗服务计划办公室
编委会成员　（按姓名汉语拼音排序）
　　　　　　方　洁　韩　丽　康宗林　卢　建　钱　艳　孙　瑛　王文雅
顾　　　问　罗敏洁

北京大学医学出版社

图书在版编目（CIP）数据

宁养疗护社会工作案例集/李嘉诚基金会「人间有情」全国宁养医疗服务计划办公室主编．—北京：北京大学医学出版社，2023.10
ISBN 978-7-5659-2912-0

Ⅰ.①宁… Ⅱ.①李… Ⅲ.①医疗卫生服务－社会工作－案例－中国 Ⅳ.① R199.2

中国国家版本馆 CIP 数据核字（2023）第 096381 号

宁养疗护社会工作案例集　NINGYANGLIAOHU SHEHUI GONGZUO ANLIJI

主　　编：	李嘉诚基金会「人间有情」全国宁养医疗服务计划办公室
出版发行：	北京大学医学出版社
地　　址：	（100191）北京市海淀区学院路 38 号　北京大学医学部院内
电　　话：	发行部 010-82802230；图书邮购 010-82802495
网　　址：	http://www.pumpress.com.cn
E-mail：	booksale@bjmu.edu.cn
印　　刷：	中煤（北京）印务有限公司
经　　销：	新华书店
责任编辑：	董　梁　　责任校对：靳新强　　责任印制：李　啸
开　　本：	710 mm×1000 mm　1/16　印张：11　字数：220 千字
版　　次：	2023 年 10 月第 1 版　2023 年 10 月第 1 次印刷
书　　号：	ISBN 978-7-5659-2912-0
定　　价：	58.00 元

版权所有，违者必究
（凡属质量问题请与本社发行部联系退换）

序一

25年前，李嘉诚基金会在汕头大学医学院第一附属医院筹建并首创了以免费上门服务为主要运作模式、以边远地区贫困晚期癌痛患者为主要服务对象的宁养院，并将其推广至全国。与此同时，一支有志为患者及其家属提供专业服务的社会工作者队伍，也与宁养院相伴而生，落地生根渐成一片绿荫，已被公认为宁养院不可或缺的一道风景。

本书作者就是这支来自全国各地，独秀于全国社会工作者队伍的骨干成员。若只是粗粗翻阅一下，他们的作品似乎仅仅是一些格式统一的工作报告，但仔细研读却能发现这原来是一篇篇引人入胜的感人故事，从中体味到的是一个个以"扶患济贫，助人自强，手捧爱心，奉献社会"为己任的社会工作者们劳动与成长的甘苦，获得的是一项项为危重患者服务必备的医学、心理学、社会学、法学等多学科综合知识。

本书可能是迄今为止，我国内地社会工作者首次出版的类似内容的出版物，因此它颇具某种开拓性。它不仅是社会工作者、医务工作者等专业人士的必备参考书籍，更能使在这方面有兴趣与需求的广大读者开卷有益。

据了解，许多初涉社会的青年学子想组织公益活动奉献社会，但又不知从何入门。我向青年朋友们推荐本书，希望大家从中获得启发，领悟社会公益活动的正确方向，甚至可以仿效其中的某些做法。社会学在我国几经兴废，走了几十年的弯路，眼前全国上下都认识到了它的重要性，已有不少大学设立了社会学专业，但人才缺口依然很大。如果有年轻人因为阅读本书爱上了这项工作，决心献身这一事业，那真是一个意外之喜。

李嘉诚基金会建立的遍布于全国的40余所宁养院，从一开始确立的首要任务，就是向最贫困的癌痛患者免费提供最基本的镇痛药物，因为只有把癌症患者从痛不欲生的煎熬中解救出来，才能使患者及其亲人克服焦灼不安，活出人的尊严，过上一点像样的日子。

本书的作者们通过对患者走村串户的长期接触与观察，深切感受到"让癌症患者不痛"是社会工作者们服务成功的基础。他们对西西里·桑德斯女士提出的"整体痛"概念的认知往往比临床医生更为深刻，更善于从生物学和身体以外的原因，寻找患者作为社会人在临近生命终结时的心理、精神、灵性需求，包括对后事的担忧焦虑、对亲友的不舍歉疚，乃至对人生意义认知的迷茫等。而这些实际已经超出医疗领域，跨入了对社会工作者依赖更多的姑息治疗范畴。

我国对晚期肿瘤患者姑息治疗的重视始自20世纪80年代，近十几年来，随着认知的深化，业内多数人士提议将姑息治疗更名为缓和医疗。显然，后者的意义更为积极，内涵也更为丰富，同时更利于世界华语地区间的交流。读者不难从本书中找到上述变化的轨迹，以及宁养院社会工作者们为此做出的贡献。

同样，自2016年始，国家卫生和计划生育委员会在正式文件中已经将临终关怀更名为"安宁疗护"，专门用于表示患者在缓和医疗中接近死亡时的最后阶段（3～6个月）。一般情况下，这一阶段医疗问题相对较少，属于社会工作范畴的事情较多。本书的不少作者详细叙述了他们在安宁疗护阶段完成的大量工作，以及为患者及其家属解决的各种难题。我认为，这是本书最为精彩、最为体现宁养院社会工作者专业特点的部分。

踏踏实实低调做事是宁养院社会工作者们的职业风格，本书每篇文章都是他们优秀业绩的记录，但是，全书除了平实的叙述，没有一处"张灯结彩"的渲染。社会工作者们长期上门服务的所见所闻，多是患者与疾病特别是癌痛的撕扯挣扎。一个病情的准确判断、一片来之不易的阿片类药物、一番悉心伺候、一堆积压了好多年的家庭邻里矛盾、一本治病的债务单据，就是社会工作者们每天面对的日常。当然，也有阳光灿烂的日子，这多半是因为患者对服务满意而真心诚意的感谢，还有的时候是帮助患者签署完"生前预嘱"或完成了捐献器官的手续，甚至是替父母双亡的孤儿找到了中意的养父母。这些都是社会工作者们感觉最有意义、最高光的时刻。遗憾的是，每一件事的背后往往又都伴随着生命的逝去。社会工作有时是一种心理阴影投射面积比较大的工作，这个职业天然地被赋予了一种职业神圣感，这种神圣感来自对那些罹病群体脆弱生命的感同身受和耳濡目染；来自对底层大众疾苦的不应抹去的记忆和不应淡漠的理解；来自心中的爱、肩上的责任和大众的信任。通读全书，你会感到，这些可敬的社会工作者们与自己的服务对象有着深深的共情，对整个社会有一种比别人更多的责任感，因此对自己成功的喜悦是克制内敛的、深沉厚重的。他们是真正的无名英雄。

总之，本书作者的实践再次证明，现代医疗事业的发展离不开社会工作者的奉献，抗癌事业尤其如此。

刘端祺

中国抗癌协会原理事长助理、副秘书长

北京生前预嘱推广协会专家组成员

2022年9月

序二

安宁疗护是指为疾病终末期患者在临终前提供身体、心理、社会、精神等方面的照料和人文关怀,控制痛苦和不适症状,提高生命质量,帮助其舒适、安详、有尊严地离世。随着社会的进步和医学的发展,安宁疗护已经成为一门新兴的医学门类,在国际和国内的健康照护和社会生活领域得到越来越高的重视,并呈现迅猛发展的势头。

由于非医学照护的需要在安宁疗护中占据重要的位置,所以安宁疗护社会工作者在安宁疗护团队中处于核心的地位。所谓安宁疗护社会工作,就是以患者、患者家属以及医务人员为对象,整合运用社会工作的专业价值、理论、方法和技巧,协助患者得到身体、心理、社会、精神诸多方面照护以提升其生命质量,达致逝者善终、存者善别目标的专业服务活动。随着安宁疗护的发展,安宁疗护社会工作也日益进入人们的视野,成为医务社会工作的重要分支和门类。

在国内安宁疗护的发展中,李嘉诚基金会开展的宁养医疗服务项目独树一帜,形成独具特色的实践品牌和服务模式。1998年,由李嘉诚基金会所设立的内地第一家宁养院在广东省汕头市创立,经过此后的不懈努力,先后在全国建立起了40余家宁养院。每家宁养院除了配备医护人员为患者开展诊疗以及提供免费镇痛药物之外,还配备专职社会工作者为患者及家属提供社会工作专业服务,以使患者得到心理、社会及精神层面的全面照料。

我与李嘉诚基金会「人间有情」全国宁养医疗服务计划的结缘始于21世纪10年代初,在中央财政的支持下,我们动员18所高校社会工作专业的师生,与李嘉诚基金会宁养项目的18家宁养院合作开展了为期两年的安宁疗护社会工作专业服务,收获了良好的服务成效,也促进了宁养院社会工作者和院校师生的专业成长。

20多年来,李嘉诚基金会「人间有情」全国宁养医疗服务计划办公室在罗敏洁博士的带领下,引导各宁养院的社会工作者努力学习及成长,为患者及家属提供最佳的服务,并规范化地记录服务的过程,积累了不少案例。本案例集的编撰出版,就是这些服务过程、服务成效及专业反思的呈现。

因为感谢这些宁养院社会工作者的坚持和付出,也希望通过本案例集的出版发行引发业内人士的交流和研讨,所以接受邀请写下以上文字,权当我为本案例集出版作的小序,以表达我对李嘉诚基金会宁养项目办公室及本案例集作者的衷心祝贺。

史柏年
中国社会工作学会学术委员会主任
中国青年政治学院教授
2022 年 9 月

前言

2007年随着全国社会工作试点工作推进，李嘉诚基金会「人间有情」全国宁养医疗服务计划（简称"宁养项目"）开始引入宁养社会工作服务，2008年开始将宁养社会工作者专职化、专业化发展。在宁养社会工作服务开展的近15年间，宁养项目办公室多批次组织了宁养社会工作者同医生、护士一道赴台湾及香港等安宁疗护较先进地区参访、学习，同时也邀请我国港台地区及海外安宁疗护社会工作服务领域专家给予传道授业解惑，通过走出去与引进来相结合的方式提升宁养社会工作者的专业素质和能力，使宁养服务理念保持与国际接轨，努力提升宁养社会工作服务质量，形成了《宁养社会工作服务手册》及《宁养义工服务手册》，用以指导宁养社会工作者按照规范和标准开展服务，并根据实践指导不断发展完善。

2017年国家卫生和计划生育委员会颁发了《安宁疗护实践指南（试行）》（国卫办医发〔2017〕5号）、《关于印发安宁疗护中心基本标准（试行）和安宁疗护中心管理规范（试行）》（国卫医发〔2017〕7号），宁养服务从此开始正式进入国家医疗卫生及应对老龄化的国家战略，并迅速发展。宁养社会工作服务作为安宁疗护人文关怀服务的重要内容之一，如何更好地帮助临终者善终、家属善别、公众善生是其中一个重要议题。

经过多年的实践，宁养社会工作服务积累了大量宝贵的经验，30多家宁养院的社会工作者大多已从事宁养社会工作服务达十几年，甚至20年。这些宁养社会工作者积累了类型多样、丰富精彩的案例。相信这些案例对安宁疗护社会工作服务的发展具有较多参考借鉴意义。在李嘉诚基金会「人间有情」全国宁养医疗服务计划实施20周年之际，由宁养项目办公室发起汇编本案例集，希望总结经验，抛砖引玉。

本案例集以"全人关怀"为主线，具有"全、多、详"的特点。内容方面包括了病情告知、心理支持、家庭会议、社会支持、灵性照护、哀伤辅导等。在干预方法方面呈现多元化，包括心理疏导、家庭治疗、叙事疗法、生命回顾、心理社会发展阶段理论、危机干预、社会支持理论、临终反向关怀模式、嵌入性灵性照护、意义治疗等。干预过程记录尽可能翔实，以期将抽象的社会工作干预概念及宁养服务理念具体化、操作化，增加案例的现实参考及借鉴意义。

前言

本案例集由多位具有坚实理论基础及多年宁养社会工作服务实践经验的资深社会工作者组成审稿小组，对投稿案例进行多轮讨论、修订，最终由宁养项目办公室审核定稿。在此，感谢参与案例审稿修订工作的康宗林、孙瑛、卢建、韩丽、王文雅、钱艳社工，他们在案例审稿修订过程中花费了大量心思，给予了专业指导，帮助投稿的社会工作者在案例的撰稿、修订过程中成长。感谢翁智超社工参与文字校对工作。感谢方铁明提供封面图片。最后要感谢的还有宁养社工督导组的孙瑛、卢建、韩丽、康宗林社工，自2015年宁养项目督导组成立以来，他们为了宁养社工的成长付出了许多心血和汗水。

由于时间与经验有限，本案例集不足之处在所难免，敬请读者谅解，并恳请给予批评指正。

李嘉诚基金会「人间有情」全国宁养医疗服务计划办公室
2023年9月

阅读说明

家庭树

1. 用正方形和圆形图分别表示男女性别，图形内加斜线表示服务对象，图形内加 × 表示已去世，图形内加灰度表示主要照顾者。

2. 用线段表示家庭成员的关系型态或者状况：实线代表已婚，虚线代表同居，男左女右。

3. 从夫妇关系衍生下来的孩子以线段相连，亲生子女以实线段相连，收养关系以虚线段相连。孩子以出生时间先后从左到右排列。

4. 夫妇分居和离婚分别用"/"和"//"符号表示。

5. 与服务对象共同居住的家人用实线圈在一起，没有实线圈者为独居者。

6. 原则上包括三代近亲属。

7. 本案例集中主要照顾者都进行了标注，未标注的案例为多人共同照顾或者无主要照顾者。

8. 家庭树以服务对象开始接受宁养服务时为准。

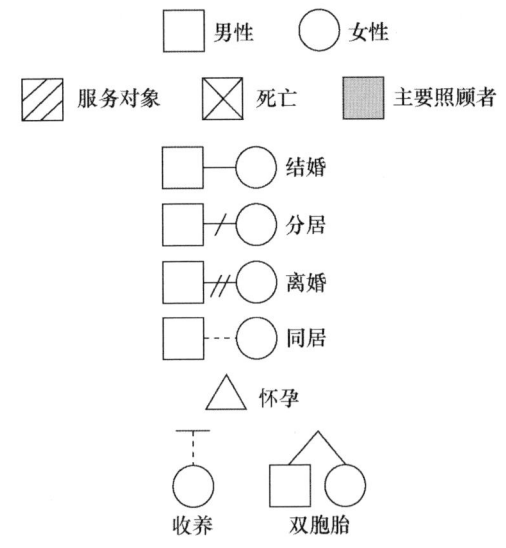

疼痛数字评分法（numerical rating scale，NRS）

用 0～10 分代表不同程度的疼痛强度，每两个数字间标尺的间隔是相等的，随着数字增大，表示疼痛加重。0 为无痛，10 表示剧烈疼痛。询问服务对象疼痛后，让服务对象自己圈出一个最能代表自身疼痛程度的数字。

0 1 2 3 4 5 6 7 8 9 10
无痛　　　　　　　　　最痛

卡诺夫斯凯计分（Karnofsky performance score，KPS）

临床常用的评价机体健康状态的评分体系。将服务对象的体能状态从无病（100 分）到死亡（0 分）分成 11 个等级。

生活质量（quality of life，QoL）

从服务对象的食欲、精神、睡眠、疼痛、自身对疾病的认识、对治疗的态度以及家庭、社会背景环境等全面的维度，来评估服务对象的生活质量。

四道人生

本案例集中指服务对象临终前与家属或者重要的人进行"道谢、道歉、道爱、道别"。

"五全"照顾

本案例集中指宁养团队为服务对象及其家庭提供的"全人、全家、全程、全团队、全社区"服务。

目录

用爱托起生命的尊严——癌末疼痛患者危机干预　　1

爱的礼物——马斯洛需要层次论在宁养服务中的应用　　8

幽谷伴行，驱散生命的雾霾——癌末贫困母亲的全人关护　　17

温暖人生最后的旅程——恶性肿瘤晚期患者嵌入性灵性照护实践　　27

生命的圆满——少数民族恶性肿瘤晚期患者病情告知干预　　38

爱的亲吻，最好的告别礼物——恶性肿瘤晚期患者临终反向关怀　　46

用爱陪伴，用心呵护——宁养服务危机介入实践　　52

让爱别留遗憾——恶性肿瘤晚期患者的叙事治疗干预　　62

悦纳自我，丰富余生——平凡晚癌女性活出有意义的余生　　68

转念，生命的雾霾烟消云散——恶性肿瘤晚期患者临终反向关怀　　76

亲亲我的宝贝——基于心理社会发展理论的宁养疗护　　89

隐藏的心事——中年未婚癌患女士生命的冲突与圆满　　98

相伴三载诉衷情，妻女陪伴无遗憾——晚癌家庭的圆梦之旅　　106

用爱缝合生命的裂缝——优势视角介入的宁养服务　　115

带着关爱，与你同行——丧偶癌末老人的家庭治疗介入　　124

道不尽，宁养情——社会支持视角下资源整合干预　　131

坦然告别，感恩前行——叙事治疗生命树干预哀伤　　137

致敬，大体老师——遗体捐献让生命升华　　145

用生命影响生命——基于临终反向关怀视角的干预　　153

后记　　161

用爱托起生命的尊严
——癌末疼痛患者危机干预

吉林大学第一医院宁养院　王文雅

一、背景介绍

（一）个案背景

自杀是一个严重而复杂的公共卫生问题，目前国际上普遍将自杀划分为自杀意念、自杀未遂、自杀死亡三种自杀形式，任何一种自杀形式者都是应当防范和保护的对象。研究显示，癌症患者是自杀的高危群体，自杀死亡率为1%～25%，其自杀的危险度高出常人1.3～2.8倍。癌症患者在得知自己患上癌症后，会出现恐惧、失望等情绪，精神萎靡，致病情不断恶化、加重，甚至自杀。研究证明，积极有效的心理干预能有效降低患者的抑郁、焦虑、恐惧及疼痛等不良反应和躯体症状，提高其生活质量。

服务对象段先生入院前应用盐酸羟考酮缓释片每日400 mg，盐酸吗啡每日50 mg，镇痛效果一般，服药后NRS平均评分为5分，呈中度疼痛，KPS评分40分。曾因疼痛意图实施跳楼行为，家人及时制止，并在家中安装了防盗窗，故接受宁养服务后，医生将个案转介至社会工作者。

（二）服务对象基本资料

1. 服务对象简介

服务对象段先生，56岁，初中学历，无业，靠打零工维持生计，信仰佛教，前列腺癌，腰椎、腹腔淋巴结转移癌，因腰部及下腹部癌性疼痛（医生评估为伤害感受性疼痛及神经病理性疼痛），于2019年10月8日接受宁养服务。

2. 家庭结构及支持系统

服务对象早年与妻子离异，与前妻育有一子，后与前妻、儿子失去联系，靠政府最低生活保障维持生计，患病后与妹妹、妹夫共同居住。服务对象妹妹是服务对象身体和心理层面的主要照顾者，妹夫负责家务，利用空闲时间打零工获取经济收入。服务对象与妹妹家庭经济各自独立。服务对象及妹妹信奉佛教，未在家中供

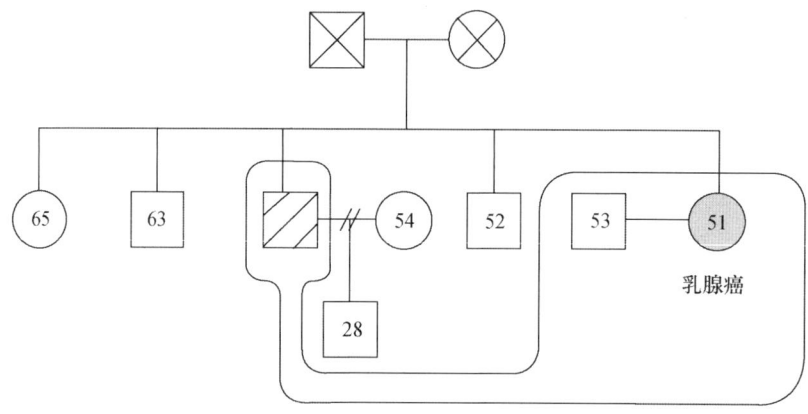

奉,但有时会参与佛教放生活动等。服务对象妹妹处于乳腺癌术后恢复阶段,能够自主活动,并帮助服务对象取药。

二、需求分析

(一)干预理论:心理危机干预模式

心理危机(psychological crisis)是 G. Capland 于 1964 年提出的概念,即当一个人面临困境时,他先前处理危机的方式和惯常的支持系统不足以应对眼前的处境,也就是他须面对的困难情境超出了他的能力时,这个人就会产生暂时的心理困扰,这种暂时的心理失衡状态就是心理危机。危机干预(crisis intervention)又称危机介入,是给处于危机中的个体提供有效帮助和心理支持的技术,主要领域包括自杀、性侵害、灾难、丧失亲人等许多方面。Belkin 等提出的三种危机的干预模式,即平衡模式、认知模式、心理社会转变模式,为危机干预方法和策略提供了理论模型。James 和 Gillinland 在此基础上提出危机干预六步法,即确定问题、保证安全、给予支持、提出并验证可变通的对应方式、制订计划、得到承诺。

(二)问题与需求

1. 身体层面

服务对象非常担心身体疼痛问题,同时有皮肤完整性受损的风险,需要承受病情进展带来的各种躯体不适。

2. 心理层面

服务对象妹妹长期带病给予服务对象照顾,让服务对象感觉自责、愧疚、负罪感强,对生活失去信心,曾有过轻生的想法,告诉其妹妹忍受不了痛苦时想跳楼。

服务对象妹妹也将家中的窗户都装上了铁护栏，防止意外发生。

3. 照顾压力层面

在照顾者方面，服务对象妹妹本身患乳腺癌，本同属宁养服务的对象，却又是主要照顾者。由于长期照顾服务对象，其身体状态欠佳，照顾压力较大。

三、服务计划

（一）服务目标

1. 总目标

避免危机事件发生，帮助服务对象接受事实，有尊严地活在当下，使服务对象及家属生死两相安。

2. 分目标

（1）个人层面：建立专业关系，为服务对象提供身体和心理层面的支持，正确面对当下生活，缓解负性情绪，逐步消除轻生的念头。

（2）家庭及社会层面：促进服务对象与家人的交流，互相表达内心感受；链接社会资源，缓解服务对象的经济压力及其妹妹的照顾压力。

（二）服务策略

（1）由宁养院医护人员为服务对象制订医疗方案，缓解其身体层面的痛苦。

（2）针对服务对象进行危机干预，避免发生意外事件。

（3）为服务对象及家属提供心理支持，缓解服务对象及家属的心理压力。

（4）链接社会资源，缓解经济压力，协助处理服务对象家庭照顾问题。

四、服务实施

（一）第一阶段：镇痛治疗、护理指导，提高生活质量

1. 主要目标

帮助服务对象缓解身体层面的痛苦，给予舒适护理，提高其生活质量。

2. 服务内容

在镇痛治疗方面，医生根据服务对象疼痛变化及时调整镇痛方案，加用加巴喷丁胶囊、地塞米松等辅助药物，24 h后回访镇痛效果满意，NRS评分为2分，生活

质量较前明显改善，并维持至2019年12月16日服务对象过世。

在护理指导方面，嘱咐服务对象日间每隔2 h翻身一次，嘱照顾者为其按摩受压部位，经常擦拭清洁皮肤，并保持床铺清洁、平整、干燥，衣物宽松舒适。

（二）第二阶段：危机干预，避免发生意外事件

1. 主要目标

建立彼此信任的服务关系，进行危机干预评估及介入。

2. 服务内容

因服务对象患病后心态不稳定，曾有轻生念头，亲属比较担心。虽然做了防范措施，但仍然担心意外发生，故社会工作者运用James和Gilliland提出的危机干预六步法制订干预计划，即确定问题、保证安全、给予支持、提出并验证可变通的对应方式、制订计划、得到承诺，对服务对象进行心理危机干预。

在危机干预过程中，社会工作者及时接案与处理，确定问题，制定服务目标，了解到服务对象主要担心身体疼痛问题，表述"痛起来会大喊大叫，心想自己都不如窗外飞翔的小鸟，生命没有任何自由可言"。社会工作者认真倾听、同理并回应，向其深入介绍了宁养项目的具体内容，告知要遵医嘱正确用药，如出现便秘、恶心、呕吐、排尿困难等症状，医生都会提前给予防治，不必过于担心。同时，告知服务对象社会工作者也是医患沟通的桥梁，在信息对接方面也会给服务对象一定的支持与帮助。服务对象得知医护人员能够为其提供最佳的镇痛方案之后，心里沉重的石头终于落下了，表述"轻生的念头也是迫不得已"。确定了困扰服务对象的首要问题之后，社会工作者与服务对象妹妹沟通交流，告知要时刻关注服务对象的状态，包括语言、行为等方面，切勿将绳索或刀、剪子等锋利物品放在服务对象床边，保证服务对象的安全，服务对象身边要尽量有人陪伴，了解服务对象需求，避免意外发生，预警危机状态。

（三）第三阶段：纾缓负性情绪，引导家人"四道"

1. 主要目标

（1）给予服务对象持续支持，巩固危机干预成果。

（2）帮助服务对象及家属表达情绪与压力，促进彼此"四道人生"。

2. 服务内容

社会工作者持续跟踪服务对象的镇痛状况，在个案服务中及时将服务对象身

体层面的需求反馈给医生,避免服务对象再次因疼痛问题发生危机事件。社会工作者鼓励服务对象充分地表达自己的感受,接受患病的现实,向社会工作者倾诉患病后的心境和压力,发泄不良情绪。社会工作者与服务对象交流照顾者的动机,使服务对象了解自身的家庭支持系统,并向亲友积极实施反向关怀,如言语上向妹妹道爱、道谢,增加服务对象的价值感。社会工作者同时与服务对象妹妹交流,倾听其诉说内心想法,对于其照顾哥哥的一切付出给予肯定,指导其适时做渐进式放松训练,调整心态,舒缓压力。

(四)第四阶段:链接社会资源,缓解多源压力

1. 主要目标

优化服务对象外部环境,缓解服务对象家庭的经济压力和照顾者压力。

2. 服务内容

服务对象产生轻生念头的两个原因是身体疼痛和照顾压力。在身体方面,宁养院医生、护士为其制订了科学的镇痛方案。在照顾压力方面,社会工作者则安排宁养义工为其家庭提供支持与服务。起初,社会工作者与两名学生义工到服务对象家探访,经过了解与评估,认为学生义工能给服务对象带去一些正向的思想和对生活的信心,但在家庭照顾方面缺少一定的生活经验。因此,社会工作者又安排一组社会义工参与服务,陪伴服务对象聊天,为服务对象做饭、收拾家务,缓解照顾者的压力。同时,有佛教信仰的义工陪伴服务对象念佛经,讲佛理,帮助服务对象实现内心的平安。

另外,服务对象靠城市最低生活保障金维持生计,经济压力较大。为了满足服务对象的基本生活需求,社会工作者链接社会资源,联系医院的爱心医护人员,为服务对象家庭募集大米、白面、豆油等生活用品,义工也利用自身的优势为服务对象带去水果、营养品等,使服务对象感受到社会的关爱与温暖。

五、评估总结

(一)服务成效

1. 个人层面

(1)服务对象疼痛得以控制,NRS评分稳定在2分左右,未出现其他不良反应,未出现自杀的情况。

(2)尽管服务对象长期卧床,但宁养团队指导亲属的尽心照顾使他皮肤完整,

未出现压疮。

（3）服务对象重建对生活的信心，提升了塑造自我价值及爱与被爱的能力。

2. 家庭及社会层面

（1）服务对象及照顾者情绪得到纾缓，学会运用放松训练释放负性压力。后期服务对象离世，家属也平顺地回归到正常生活当中，实现了生死两相安。

（2）在社会层面，社会工作者链接社会资源，为服务对象送上生活用品，减轻家庭经济压力。同时有佛教信仰的义工与服务对象共同在信仰中获得力量，重建自我价值，获得爱与被爱的能力。

（二）结案评估

1. 服务对象评价

服务对象身体层面的痛苦得到了有效的缓解，为宁养院的医护人员送上锦旗，表达对宁养服务的感谢，并表述："宁养服务不但节省了大量的镇痛药费用，还安排义工到家中照顾，内心十分感恩。"

2. 家属评价

服务对象的妹妹表示自己的情绪得到纾缓，学会运用放松训练释放负性压力，也非常感谢义工周到、细致的服务。服务对象离世，自己也能够回归正常生活当中，实现了生死两相安。

3. 社会工作者评估

社会工作者将倾听核心技术及危机干预理论相融合，在保证服务对象生命安全的基础上协助做好医患沟通，缓解其身体的疼痛，帮助服务对象学会缓解和疏导负性情绪，实现了服务对象与家人之间的道谢、道爱，为服务对象及家属构建了社会支持系统，使其重获对生活的控制感和平衡状态。

（三）专业反思

1. 安宁疗护服务中，预期性心理危机干预尤为重要

面对恶性疾病，每个人的应对模式是不同的，但任何一个生命都希望终点没有痛苦、有尊严。有些患者因身患绝症，对生活失去了信心，尤其是患病后缺乏良好的家庭社会支持系统，使患者对自身继续存在的价值产生动摇，时常处于一种矛盾的状态，往往由此产生轻生的念头。更多的患者则是由于疾病对生理功能的影响所造成的心理困惑，或由此陷入失落、自卑或焦虑的负性情绪中郁郁而终。因此，宁养服务团队应对陷入慢性心理危机旋涡的患者提供预期性的心理危机干预，肯定其生命的价值与意义，实现动态平衡的统一，避免危机事件的发生。

2. 危机介入模式的运用过程中要特别关注心理、社会服务

张秀兰等研究发现，患者家庭经济收入与自杀行为的发生有明显相关性。收入越低的家庭自杀行为发生率越高，提示帮助服务对象得到多方面的社会支持和建立良好的社会支持体系至关重要。物质支持也是危机之中对患者最基本和实际的支持。宁养服务提倡"五全"照顾，关注的是患者的身体、心理、社会、灵性等多方面的需求，在危机干预过程中，除了做好心理危机调适以外，还强化社会、经济层面的支持，即将服务对象的内部心理调整与外部资源链接整合在一起，满足临终患者及其家属的需求，实现资源利用最大化。在个案服务过程中，由医生、护士、社会工作者、义工组成的跨学科团队积极链接社会资源，满足服务对象家庭的基本生活需求，使其感受到社会的温暖与关爱，提升了应对危机、处理危机的能力，能够更好地回归生活本身，活在当下。

参考文献

[1] 黄丽，罗健.肿瘤心理治疗[M].北京：人民卫生出版社，2000：196-199.

[2] 曾莉，胡德英，刘义兰，等.经历患者自杀事件护士的心理干预[J].护理学杂志，2014，29（15）：78-80.

[3] 白春芳.心理干预在乳腺癌患者康复中的效果评价[J].当代医学，2013，19（27）：131-132.

[4] 理查德·K.詹姆斯，伯尔·E.吉利兰.危机干预策略[M].7版.肖水源，译.北京：中国轻工业出版社，2017：11-62.

[5] 张莉敏，闵绮芬，徐玉芬.癌症患者的心理危机干预研究[J].中国医药指南，2012，10（15）：223-225.

[6] 张秀兰，彭金莲，韦若梨，等.晚期癌症患者发生自杀未遂的相关因素调查与干预[J].护士进修杂志，2006，21（4）：324-325.

[7] 黄燕华，潘攀.1例直肠癌自杀未遂患者的心理危机干预[J].护理学杂志，2019，34（17）：63-65.

爱的礼物
——马斯洛需要层次论在宁养服务中的应用

阜阳市人民医院宁养院　叶亮

一、背景介绍

（一）个案背景

对于晚期癌症患者来说，剧烈的疼痛是他们最不能忍受的折磨，为了止痛他们寻求并接受了宁养服务。在宁养服务过程中服务对象及其家庭误以为只是单纯接受止痛服务，对于其他需求并不奢求而是被动地接受。为了使服务对象及其家属对宁养服务有一个更为全面的了解和认识，宁养院专业团队提供全人、全家、全程、全团队、全社会的"五全"照顾，让他们在生命的最后一段旅程获得尊严和安宁。

接案日期：2011年10月11日。

接案原因：服务对象缺乏社会支持系统，希望改善当下生活环境。

接案途径：宁养院护师转介。

结案日期：2012年12月8日。

（二）服务对象基本资料

1. 服务对象简介

服务对象刘女士，38岁，与丈夫育有一女。初中文化，信仰基督教，家庭主妇，无烟酒史及其他不良嗜好。2006年确诊为直肠癌，给予手术治疗，病情稳定。2010年7月确诊为直肠癌伴肺、肝、骨多发转移，于2011年4月出现腹部及后背部疼痛。因家庭经济困难，2011年4月8日申请接受宁养服务。

2. 家庭结构及支持系统

服务对象父亲在其幼年时期病故，服务对象和母亲、姐姐、弟弟一起生活直至成立各自的家庭，姐姐在婚后一年因家庭矛盾自杀。在母亲生病期间，服务对象弟弟因家庭矛盾离异，服务对象说教弟弟不孝顺母亲，为此姐弟俩的关系有了嫌隙，在母亲去世后基本断绝来往，服务对象生病期间弟弟也未曾过来探望。服务对象享有低保，丈夫在附近洗车行打工收入不固定，女儿7岁，读小学二年级，婆家给予

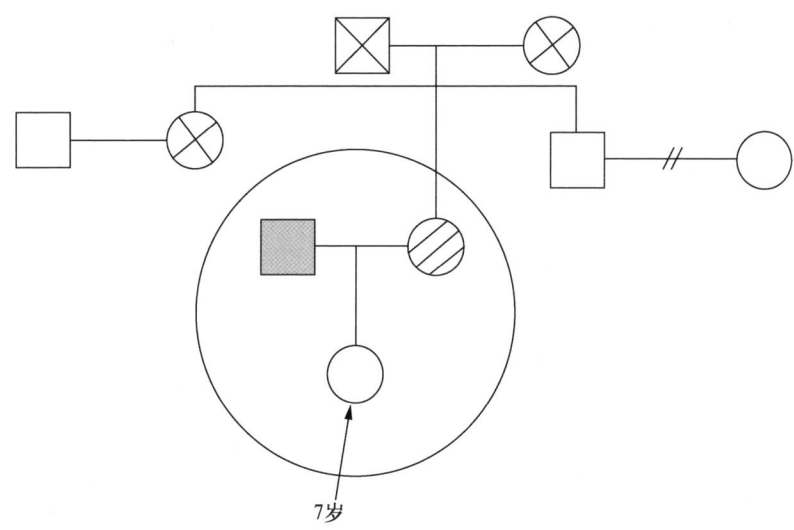

不定期经济援助，勉强维持家庭日常开销。

二、需求分析

（一）干预理论：马斯洛需要层次论

马斯洛需要层次论主要包括五个方面，分别为生理需要、安全需要、爱与归属需要、尊重需要、自我实现需要。

生理需要：食物、水分、空气、睡眠、性的需要等。它们在人的需要中最重要，最有力量。

安全需要：人们需要稳定、安全、受到保护、有秩序、能免除恐惧和焦虑等。

爱与归属需要：与其他人建立感情的联系或关系的需要，如结交朋友、追求爱情。

尊重需要：马斯洛分为两类，即尊重自己（尊严、成就、掌握、独立）和尊重他人名誉（例如地位、威望）。

自我实现需要：人们追求实现自己的能力或者潜能，并使之完善化。

社会工作者依照马斯洛需要层次论采取评估、干预并提供服务，在服务过程中也考虑到马斯洛需要层次论不一定全部按照生理需要、安全需要、社交需要、尊重需要、自我实现需要及灵性需要的顺序出现，同时会出现多个需要方面的交集的特质，采取不同形式的服务。

（二）案例评估与分析

服务对象认为一切都是主的安排，主是万能的，所以其开始接受宁养服务的时候，不愿接受止痛以外的服务。随着医护服务的成效显现，服务对象逐渐接受宁养服务但仍拒绝社会工作者介入。于是，社会工作者邀请服务对象的丈夫多次参加家属团体活动，请他回家向服务对象讲述活动的效果。经过多次沟通会谈，于 2011 年 10 月 11 日，社会工作者对服务对象及其家属进行社会-心理-灵性需求评估后开始跟进服务。

1. 生理需求存在的问题

服务对象有腹部及后背部疼痛，疼痛造成服务对象食欲缺乏、夜间睡眠质量差，使得服务对象身体消瘦。

2. 安全需求存在的问题

服务对象有低保收入，其丈夫在洗车行打工，收入不固定，女儿虽然在义务教育阶段，但对女儿将来上学学费的忧虑一直困扰着服务对象。服务对象信仰基督教，认为一切都是主的安排，同时考虑女儿也许会有羞耻心，不愿主动寻求社会资源的帮助。

3. 爱与归属感需求存在的问题

服务对象充分了解病情及预后，未做好面对死亡的准备；其丈夫感到服务对象遭受不公，为此心存遗憾，同时又要接纳面对现实，为此感到不安与无助；服务对象期许和唯一的弟弟关系和好如初，其丈夫也多次私下和弟弟联系，但未达到预期效果。

4. 尊重需求存在的问题

服务对象女儿活泼可爱，不知服务对象的病情，但看到服务对象疼痛的情景会不安和猜测，同时被告知服务对象在家休养需要安静环境，女儿与服务对象互动减少，服务对象感到自己被孤立。

5. 自我实现需求存在的问题

服务对象认为自己是一个罹患癌症的人，经常自我否定，认为自己是一个对社会没有价值的人。

三、服务计划

（一）服务目标

1. 总目标

患者善终，无遗憾；家属善别，悲而不伤。

2. 分目标

（1）缓解服务对象身体层面痛苦，减少身体痛苦对心理灵性层面的干扰。

（2）纾缓服务对象的负面情绪，接纳现实。

（3）协助服务对象寻求生命意义，能坦然面对死亡或缓解对死亡的恐惧。

（4）改善服务对象与弟弟的关系。

（5）为服务对象家庭提供社会资源、改善支持网络。

（6）提供哀伤辅导服务，协助家属善别。

（二）服务策略

联合医疗团队，制订个性化的镇痛方案，建立信任关系，以便社会工作者提供进一步服务，缓解服务对象"身、心、社、灵"层面的痛苦，满足服务对象生理层面的需求。

为服务对象及其家属提供心理疏导，促进服务对象及其家人沟通互动，接纳现实，改善认知与情绪，共同面对当下生活，建立希望，珍惜当下，满足服务对象安全方面的需求，以促进专业关系。

通过制作"旅行笔记"、电子音乐书，肯定服务对象自我价值，帮其找到生命意义，满足服务对象自我实现的需求，加深专业关系。

协助处理服务对象与弟弟的矛盾，促进关系和好，放下执念，达到灵性平安，满足服务对象爱与归属的需求。

协助服务对象链接社会资源，建立支持系统，缓解经济压力，给予服务对象安全需求方面的支持。

服务对象去世后，评估家属哀伤程度，有需要时跟进哀伤辅导。

四、服务实施

（一）第一阶段：医护社共同干预，评估与关系建立

1. 主要目标

针对服务对象具体情况给予个性化镇痛以及适宜的居家照护，建立信任关系，满足服务对象生理、安全上的需要。

2. 服务内容

医师评估服务对象疼痛情况及伴随症状，根据三阶梯原则给予疼痛治疗、处理服务对象症状；护师评估服务对象及家属自理能力、接受能力及操作能力，指导适宜的居家照护；社会工作者介绍宁养服务及社会工作服务，收集服务对象基本信息，为社会工作服务建立信任关系。

（二）第二阶段：社会工作者介入服务

1. 主要目标

社会工作者根据服务对象的情况，在不同阶段提供有针对性的身、心、社、灵服务，满足服务对象感情、尊重、自我实现上的需要。

2. 服务内容

（1）社会工作者通过电话、家访，用接纳、同理心的方式慰藉服务对象，在服务对象对当下充满失落时，社会工作者陪伴其回顾一生，引导服务对象看到自己曾经的付出和努力及在生命不同阶段的价值，增强自己面对生活苦难的信心；社会工作者引导服务对象表达对女儿的不舍与担忧，思考能够为女儿做些什么，引导服务对象书写"旅行笔记"，把对女儿和丈夫的爱与祝福寄托在笔记中；在服务对象面对死亡恐惧时，社会工作者征得服务对象同意，邀请神职人员参与讨论对死亡的看法和感受，倾听、同理，区别不同感受并予以心理疏导及安抚。

（2）社会工作者积极与社区保持良好沟通，及时获悉和评估社会资源，链接适合服务对象的社会资源，具体包括帮助服务对象女儿和所属辖区派出所建立"一对一"助学帮扶；帮助服务对象重新和初中老师、同学取得联系后，他们经常探望和陪伴服务对象，并出资给服务对象居住环境进行简单家装；通过媒体宣传，服务对象收到来自社会爱心人士的捐款和捐物；安排宁养义工给服务对象女儿进行功课辅导，建立服务对象的支持系统，并教会服务对象如何与上述资源保持互动，增强服务对象的安全感。

（3）社会工作者鼓励服务对象、丈夫、女儿向社会工作者倾诉患病后的心境变化和压力，发泄不良情绪；同时社会工作者利用门诊、电话、探访增加服务对象、丈夫、女儿三人之间交流的机会，使服务对象感受到自己家庭的支持，彼此表达爱与关心，增加每位家人在整个家庭的价值感。

（4）社会工作者首先对服务对象与弟弟和好的意愿进行评估，得到服务对象肯定的答复，同时社会工作者也告诉服务对象做好不能与弟弟和好的心理准备。社会工作者与服务对象弟弟进行数次的沟通，每次都及时将结果告诉服务对象，同时一直陪伴、倾听、同理、引导服务对象正向回应结果。当服务对象决定放下后，社会工作者家访时和服务对象进行事情回顾，再次确认服务对象放下与弟弟和好的意愿，服务对象说这都是主的教诲：放下过去，学会平静地接受现实，学会坦然地面对厄运，学会凡事感恩积极面对，因为地上的一切都将过去，所以现在的自己会更多地关注当下。

（5）社会工作者安排义工服务，运用生命回顾，帮助梳理服务对象的人生，挖掘其生命中的亮点及资源，肯定服务对象的自我价值，增强生命的意义感，同时社会工作者及时将义工服务感想反馈给服务对象，增强服务对象的价值感，让服务对象感到自己也是对社会有用的人。

（6）社会工作者帮助和邀请家人参加家庭会议，对服务对象的心愿进行整理和回应，鼓励和协助家属帮助服务对象完成最后的心愿，在服务对象生命后期，社会工作者及时引导服务对象与丈夫、女儿、婆婆进行"四道人生"。

（三）第三阶段：哀伤辅导

1. 主要目标

及时评估家属哀伤程度，根据需要提供哀伤辅导，满足家属情感上的需要。

2. 服务内容

社会工作者在服务对象离世后和家属沟通，通过倾听、同理评估家属的哀伤程度为L3，于是分别在服务对象离世后一周、两周、四周、一百天通过电话、面谈、家访提供哀伤辅导。

（1）在服务对象离世一周后，其丈夫来到宁养院向社会工作者断断续续地讲述服务对象去世时的情况，不断地流眼泪，但并未哭出声。社会工作者给予服务对象的丈夫同理、支持，鼓励其表达悲伤的情绪。服务对象的丈夫开始哭泣并间断地说出内心的难过，社会工作者给予其陪伴并不时递上纸巾，待其情绪稳定后，社会工作者引导其回忆与服务对象的共同经历和感受，引导其看到服务对象得到良好照顾的模样，从而减轻其内疚感和哀伤情绪。

（2）社会工作者在服务对象离世后两周时进行家访，服务对象的女儿大声哭着告诉社会工作者"妈妈死了""妈妈不要她了"，社会工作者把她拥入怀中让她痛快哭泣，待她情绪稳定后和社会工作者一起阅读"旅行笔记"，阅读完毕后，社会工作者引导她通过画画、写日记思念自己的母亲。服务对象的女儿画完一幅名为"我的妈妈"的画后抽泣着告诉社会工作者自己的妈妈最漂亮，并详细描述了妈妈的五官、性格和爱好，社会工作者对她给予倾听、同理，她的情绪逐渐稳定，语气也逐渐轻快，哀伤情绪得以宣泄，呈现出一种放松状态。

（3）社会工作者在服务对象离世四周后再次家访，服务对象女儿告诉社会工作者昨晚她梦见妈妈站在窗前不说话，静静地看着她笑，她感到很困惑。社会工作者表示妈妈是接收到她和爸爸的"消息"，特意回来告诉她，以后妈妈会变成天上的一颗星星，每天晚上都会看着她入睡的。女儿听到后很是开心，表示今晚要早点睡觉，可以早点让妈妈看到自己乖巧的样子。

（4）在服务对象离世一百天后，社会工作者与服务对象的丈夫电话沟通，引导他写信表达对服务对象的思念，指导他可与女儿在整理遗物的过程中回忆一家人生活的点点滴滴，并在其中找到与服务对象在灵性层面的联结。

（5）社会工作者特意在服务对象离世后的第一个儿童节进行家访，并带去了爱心捐赠的学习用品，服务对象女儿看见社会工作者非常高兴，拉着社会工作者去看她的新礼物，自豪地告诉社会工作者这些都是派出所叔叔、社区奶奶和新朋友送的，现在自己和新朋友形影不离。服务对象的丈夫向社会工作者讲述自己与服务对象灵性层面联结的故事：自己家今年即将拆迁，起初自己非常担心服务对象找不到新家，在半个月前午睡时，服务对象出现在梦中告诉他，为了给孩子有个更好的环境要接受拆迁，父女俩要健康、幸福地生活，她在天堂也会跟着开心。醒来之后发现那天的阳光非常柔和，洒在地上有一层五颜六色的光，看着心里就很舒服。社会工作者对他给予倾听、同理，并引导他要让家庭持续健康发展，相信这也是逝者的心愿。

五、评估总结

（一）目标达成情况

服务目标基本达成。

（1）服务对象情绪改善，接纳了现实，能够坦然面对死亡。

（2）为服务对象制作"爱的礼物"，帮助服务对象找到了生命的意义，服务对象不再抱怨命运的不公。

（3）服务对象与弟弟的关系未能有所改变，但社会工作者与服务对象家人共同努力的过程令服务对象没有遗憾。

（4）为服务对象链接社会资源，建立了一对一助学，爱心企业捐助，义工为服务对象女儿举办生日会及持续支持，支持系统改善。

（5）最终服务对象家人坦然接受服务对象离世的事实，恢复正常生活、情绪。

（二）结案评估

1. 服务对象评价

（1）服务对象看到社会工作者与弟弟的多次沟通，虽然没有达到期许，但表示："这样就够了，总归没有十全十美的事情，必有遗憾，主也是这样说的，我也放下来，做这一世的姐弟就够了，到天堂的时候见到父母、姐姐无愧无怨。"

（2）在服务对象生命的后期满足了她的愿望，和宁养义工共同为其女儿举办了生日派对，在派对上服务对象说："是宁养院的帮助，是社会上好心人的关心，让我一路坚持到现在，看到了女儿开心的笑脸，我非常满足，非常感谢大家，将来到了天堂，我会向主告解大家的恩情。"家属给予服务对象回应使服务对象安心。

2. 家属评价

（1）整理服务对象心愿的时候，社会工作者告知服务对象眼角膜捐赠事宜，虽然服务对象最终放弃捐赠，但她已有回报社会的心意，并给家人留下了深刻的印象。

（2）服务对象的丈夫在服务对象离世百天时书写了一封寄往天堂的书信，表达了对妻子的思念并请妻子放心自己会好好抚养女儿，让她快乐成长。

3. 社会工作者评估

（1）经过多次服务，服务对象可以和丈夫、女儿进行良好的沟通，情绪稳定；服务对象为丈夫留下了"旅行笔记"，表达了对丈夫的爱和期望；制作"爱的礼物"电子音乐书给女儿，从中找到了生命的意义，表达了对女儿的歉意与不变的爱，并坦然接受了死亡。

（2）帮助服务对象与分别20年的同学、老师取得联系并得到他们的捐款，所在辖区派出所与其女儿建立了"一对一"帮扶教学，承诺资助行动直至服务对象女儿所有学业完成，利用媒体报道，爱心企业及市民捐款捐物，帮助服务对象改善居住环境。

（3）在服务对象离世后，社会工作者及时跟进评估服务对象家属哀伤程度，家属虽然有不舍和悲伤，但可正常工作和学习。社会工作者在服务对象离世后第一个儿童节对服务对象的女儿进行慰问，鼓励和引导她带着美好的愿望进入新的生活。经评估，服务对象家人恢复正常生活。

（三）专业反思

笔者作为一名宁养社会工作者，刚刚加入宁养服务，在团队的精诚协助下完成了第一个比较全面的个案，虽理论和经验非常欠缺，在服务过程中，未能提前提醒患者女儿关注母亲的身体变化，告知病情变化的可能，引导其抒发对丧亲的恐惧并鼓励面对，做好预期哀伤的工作。幸而在后续的哀伤辅导过程中，女儿能在社工的引导和家人的陪伴下，顺利度过哀伤。在服务过程中的反思和感悟远远大于服务的结果，常常鞭策笔者去探索宁养服务的意义，去感悟生命的真正意义。

宁养服务需要一个医师、护师、社会工作者、义工等跨专业学科组成的团队，为癌痛服务对象提供全人、全家、全队、全程、全社会的"五全"照顾，共同解决服务对象的问题。

社会工作者依照马斯洛需要层次论采取评估、干预，但是马斯洛需要层次论不一定全部按照生理需要、安全需要、爱与归属需要、尊重需要、自我实现需要的顺序出现，而会同时出现多个需要方面的交集。服务对象因罹患晚期癌症，是多个需要交集的状态，要尊重和接纳其独特的想法，避免将社会工作者的想法强加于服务对象，而是要更多地注重身、心、社、灵的需要，帮助其获得家人、社会的关怀。

参考文献

［1］王静.马斯洛需要层次理论的再解读［N］.中国社会科学报，2019-11-04（007）.
［2］李嘉诚基金会「人间有情」全国宁养医疗服务计划办公室.纾缓医学——晚期肿瘤的宁养疗护［M］.北京：高等教育出版社，2014.

幽谷伴行，驱散生命的雾霾
——癌末贫困母亲的全人关护

福建省立医院宁养院　翁智超

一、背景介绍

（一）个案背景

青壮年时期的服务对象上有父母需要照顾，下有年幼子女抚养，他们放不下至亲的家人，更舍不得子女，拥有对家庭的责任和对未来的期待。这类服务对象罹患癌症后对治疗充满无限期待，期盼医学能够在其身上发生奇迹，疾病得到治愈，能够重归生活，继续活下去，陪伴子女成长。对治愈的渴望促使其不断治疗，因此，其工作无法继续，家庭支出不断增加，导致原本不富裕的家庭雪上加霜，薄弱的支持系统几近崩溃。在宁养服务中，团队会特别关注这类患者。

一例罹患恶性肿瘤伴上腹压痛的中年患者求助福建省立医院宁养院，因家庭经济困难，由护士于2017年8月25日转介社会工作者跟进。

（二）服务对象基本情况

1. 服务对象简介

梅女士，48岁，江西人，初中文化水平，无宗教信仰，性格较外向，2016年5月确诊原发性肝癌，伴腹腔淋巴结转移，合并丙肝、高血压3级、肝硬化、胆囊多发结石、阑尾切除，其充分了解自己的病情诊断以及预后。因病程已至晚期，疼痛难忍，经人介绍申请宁养服务。服务对象身体情况差并伴有恶心呕吐症状，使其焦虑担忧，害怕死亡的来临，离开自己疼爱的孩子。

2. 家庭结构及支持系统

服务对象共有六兄妹，父母已不在世，服务对象独自从江西到福建打工，租住在福州，后在福州成家，目前独生子13岁。

服务对象的丈夫残疾，无法进行繁重工作，其家庭享受低保。服务对象与丈夫在自家客厅经营一家小卖部获得些许经济收入，平时在家看店铺，闲暇时看村中邻里打麻将。因经济困难导致治疗无法继续，疼痛症状难以改善，不仅花光家

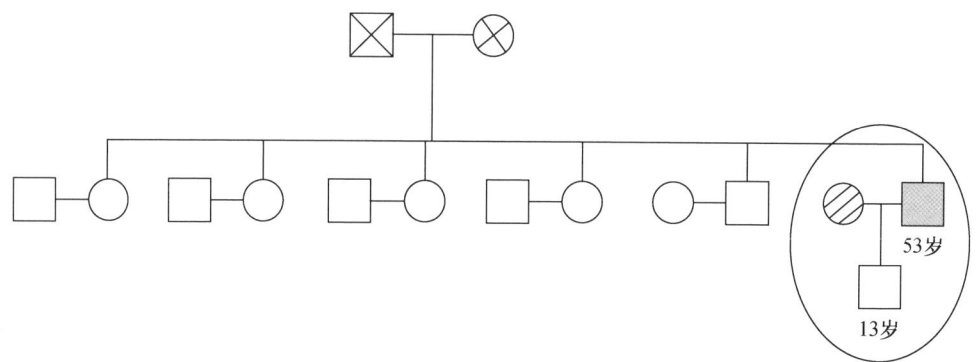

中积蓄还向亲友借款，欠下外债。服务对象向宁养院工作人员讲述自己的情况并求助。

二、需求分析

（一）干预理论

1. "全人关护"视角的分析

现代临终关怀创始人西西里·桑德斯博士对临终服务对象长期观察照护中发现了晚期癌症患者"整体疼痛"的现象，即身体的痛、心理的痛、灵性的痛和社会的痛。宁养服务"全人关护"理念强调，通过"五全"照顾，从身体、心理、社会、灵性层面评估服务对象需求并提供相应照护。"全人观"认为，个体由身体、心理、灵性及社会四个维度构成，并相互影响。宁养团队应以减轻服务对象身、心、灵、社的痛苦为核心，尽最大努力提升服务对象的生活质量，减缓服务对象的痛苦和沉重的经济负担，让服务对象及其家属接纳面对现实并适应转变，提高服务对象生命末期生活质量。

2. 社会支持网络理论分析

社会支持被认为是"意识到的或实际的由社区、社会网络和亲密伙伴提供的工具性或表达性的资源"，其中，工具性支持包括引导、协助、有形支持与解决问题的行动等；表达性支持包括心理支持、情绪支持、自尊和情感支持等。所谓网络是指将三个或更多的人有目的地连接起来，并在他们之间建立关系及连锁反应。社会支持可以协助个人通过社会联系获得益处，包括减轻心理应激反应、缓解精神紧张状态、提高社会适应能力的影响，其中社会联系是指来自家庭成员、亲友、同事、团体组织和社区的精神上和物质上的支持和帮助。

（二）问题与需求

1. 身体方面

（1）疼痛严重：服务对象上腹压痛持续全天，影响正常生活。

（2）其他躯体症状不适：便秘、腹胀以及食欲减退，病情加重后阴道出血等问题。

2. 心理方面

服务对象申请宁养服务时儿子正在读初中，想到自己将再也不能陪伴儿子，就有诸多的遗憾、愧疚和不甘。

3. 社会支持方面

服务对象的支持网络薄弱，娘家在外省，无亲友帮衬，作为家庭主妇社交范围小；丈夫残疾无法进行重劳力工作，丈夫的兄弟姐妹与其居住地相距遥远，家庭经济情况一般，往来较少。

4. 灵性方面

（1）服务对象对未知的死亡充满恐惧，对目前的境况充满无力感。

（2）服务对象觉得上天不公，不明白自己未做坏事，为何得了重病即将不久于人世。

三、服务计划

（一）服务目标

1. 总目标

服务对象获得社会支持，增强权能，身心灵社安适，与家属生死两相安。

2. 分目标

（1）身体方面：疼痛及其他躯体不适症状缓解。

（2）心理方面：调节情绪，缓解焦虑、愧疚等心理。

（3）社会方面：协助联系助学资源，帮助服务对象的儿子完成学业；为服务对象筹集医疗资金，支持其继续治疗的心愿；协助提高服务对象家庭解决问题的能力。

（4）灵性方面：减少服务对象对死亡的恐惧以及对生活的无力感，完成其最后心愿，让服务对象与丈夫、儿子道谢、道爱、道歉、道别，服务对象与家属生死两相安。

（二）服务策略

首先，通过宁养专业医疗团队服务，缓解服务对象躯体方面的痛苦，提高其生活质量，建立信任关系。

其次，通过门诊、面谈、家访、电话咨询等服务形式相结合，与服务对象及家属进行沟通交流，开展心理疏导，调节情绪。

再次，实地了解服务对象家境和情况，链接社会资源，找寻助学机构及个人，为服务对象提供帮助；促进服务对象和主治医生沟通，确定治疗计划，搭建轻松筹帮助平台；召开家庭会议，提高家庭抗逆力和凝聚力，促进共同解决问题。

从次，为服务对象的孩子提供生命教育，用未成年孩子乐于接受的方式交流关于疾病的看法和想法，尝试讨论死亡与离别议题。

最后，在服务对象离世后，对其家庭成员进行哀伤辅导。

四、服务实施

（一）第一阶段：团队介入，建立信任专业关系

1. 主要目标

缓解服务对象躯体不适症状，深入了解家庭情况，评估需求，初步建立关系。

2. 服务内容

（1）宁养医疗团队为服务对象进行专业有效的止痛治疗和护理指导，服务对象疼痛控制，睡眠改善，便秘缓解，与宁养团队逐步建立起信任关系。

（2）社会工作者与服务对象面谈，了解其过往经历和当前困难，探讨其自身可以利用的资源和现有能力。社会工作者接纳服务对象，并对其表示尊重、同理，诚恳向其介绍宁养社会工作服务，表达关爱，并根据服务对象的基本情况及其社会资源状况，一起商讨解决问题的方式。

（二）第二阶段：资源链接，建立社会支持网络，解决当前困境

1. 主要目标

寻找公益助学社会组织机构，制订帮助策略，协助服务对象完成为儿子求学的心愿。

2. 服务内容

（1）首先，社会工作者给予服务对象信息支持，肯定服务对象的求助意愿，进行及时反馈，收集资料给予建议和指导，提供直接帮助，协助个体解决问题。

（2）其次，社会工作者评估并与服务对象沟通、制订服务方式，联系对接当地助学组织机构，排查评估共同商讨解决方案，与资助人商讨帮助孩子的期限、方式，资助孩子从初一至大学，以现金的形式给予帮助（每年5000元），并了解服务对象对服务方案的满意程度。

（3）然后，随着信任关系进一步建立，社会工作者对服务对象给予情感支持，用尊重、情感、信任、关心等方式给予服务对象支持，促使服务对象表达内心感受。社会工作者通过倾听、沟通、自我暴露等手段缓解服务对象焦虑，引导其进行情感宣泄，鼓励其倾诉患病后的负面情绪，肯定服务对象在遭遇挫折后的勇敢与坚韧，促使其找到自己的优势，并加以保持。

（三）第三阶段：召开家庭会议，重建家庭信念系统，构建人生意义

1. 主要目标

（1）纾缓服务对象病情加重后的情绪，帮助其建构人生意义。

（2）召开家庭会议商讨解决方案，联络社会资源。

（3）促使服务对象与孩子沟通病情并进行"四道人生"。

2. 服务内容

（1）服务对象病情加重到专科医院就诊检查，医生告知其病情加重需要进行进一步检查与治疗。服务对象得知后情绪崩溃，无助感以及对死亡的恐惧袭来，产生灵性上的困扰。社会工作者帮助服务对象宣泄情绪，倾听其对生命的疑问、内心的苦闷。社会工作者分享了其不合理的信念产生的缘由，并利用叙事性缅怀治疗的方法，让服务对象描述性地回忆生平经历，并加以整理，帮助服务对象提升自信心和个人自尊，引导服务对象重新感受之前人生中的美好，从而增强生活信心，增进与丈夫、孩子的沟通，增进与家人之间的联结，得到爱和情感支持，减少抱怨，心存希望，从而对未来进行正面的展望。

（2）社会工作者与服务对象及其丈夫共同探讨接下来需要面对的问题，倾听服务对象及其丈夫的想法、看法，并运用SWOT分析法［SWOT分析法是一种战略分析方法，通过内在条件进行分析，找出优势、劣势、机会和威胁，进行综合评估。其中S（strengths）是优势、W（weaknesses）是劣势、O（opportunities）是机会、T（threats）是威胁。分析服务对象自身密切相关的各种主要内部优势、劣势和外部的机会和威胁等，进行列举，用系统分析的思想，把各种因素相互匹配起来加以分析，从中得出一系列相应的结论］，帮助其家人分析当下状况的利弊并进行自我分析、筹款获得治疗费用、增强社会求助意识、习得求助方法；对服务对象的理智分析和决定给予赞同，提升其解决问题的能力；与服务对象和其丈夫商量，寻找到主治医生，进行深入会谈，了解疾病的相关信息，获得周围网络的支持，强调无论如何宁养团队都会守候在服务对象身边陪伴她度过艰难时期。

（3）社会工作者联络轻松筹团队提出请求帮助，发出求助公告。

（4）社会工作者促进服务对象与儿子深入沟通。孩子已经到了懂得离别的年纪，有一定的认知能力，也有权利知道母亲的情况，参与家中重要事务，承担起一个小男子汉的责任。同时引导服务对象与孩子之间相互道谢、道歉、道爱、道别，一家人相互表达感恩、宽恕和祝福，陪伴扶持度过艰难的时刻。

（四）第四阶段：澄清机构职责，确定资助情况及照顾安排

1. 主要目标

跟进治疗情况，了解服务对象与资助人之间的关系，向第三方澄清机构职责范围与服务，确定服务对象孩子资助情况、家庭安排以及照顾情况。

2. 服务内容

（1）得到资助人和助学机构的帮助后，服务对象在绝望中抓住了希望，面临生活的困境萌发了向资助人借钱治病的想法并付诸行动。资助人出于同情和关爱无法拒绝，又因自身的经济情况和自我意愿感到两难，求助社会工作者。

（2）社会工作者了解详情，向资助人和协会澄清宁养院及社会工作者的职责范围及服务，对服务对象行为深感抱歉，也恳请资助人和助学机构理解服务对象生命最后的挣扎与无助、理解生活的艰难令服务对象使用自己的方式去解决孩子上学的困难而做出让资助人为难的行为。

（3）在尊重双方的情况下表达资助人的资助意愿，澄清双方的诉求，阻隔服务对象与资助人直接联系，终止服务对象借钱治病的行为。

（4）召开家庭会议，与服务对象一家商议并达成共识，接受的5000元人民币作为孩子的教育资金不会挪用，只用于孩子上学的学费、杂费以及补习费用。

（5）服务对象即将住院进行治疗，由丈夫照顾，其13岁的儿子每天自己做饭、上下学，并请邻居帮忙照看。

（6）安排好孩子日常生活，帮助其顺利完成学业；促使服务对象积极改变当下困境，减少对生活的无力感，增加对生活的积极动力；肯定服务对象目前的心理状态，减少其焦虑，鼓励其勇敢面对接下来的治疗。

（五）第五阶段：灵性照顾，减少对死亡的恐惧

1. 主要目标

陪伴服务对象进行生命回顾，寻找生活的意义，进行灵性照顾，减少其对死亡的恐惧。

2. 服务内容

（1）转移注意力：安慰服务对象珍惜现在与家人在一起的时光，帮助其将注意力转移至家人的陪伴及心愿的完成上，多关注家人的陪伴与付出、社会人士的援手和帮助。

（2）开展生命回顾：服务对象随着病情加重，焦虑和紧张情绪又开始出现。社会工作者通过面谈、家访以及电话咨询跟进，并与其丈夫保持密切的联系。社会工作者运用生命回顾疗法，让服务对象回忆其生活史，挖掘其面对困难、解决问题的经验，增强服务对象遇到困难时解决问题的能力，寻找生命中美好的事物、值得珍惜和爱的人，找到自己的与众不同和能力，感恩生命所经历的事情，从中获得力量来超越现在面临的困境，使服务对象可以接纳和宽恕自己，珍惜当下。

（3）给予情感支持：通过娱乐活动以及将另一位宁养服务对象栽种的玫瑰赠送给服务对象，暗示生命的美好；同质性群体的支持鼓励以及社会工作者的祝福，让服务对象感动进而反思，解决服务对象灵性、心理和身体上的痛。

（4）开展生命教育：为服务对象的孩子提供生命教育，用未成年的孩子乐于接受的讲故事的方式交流关于疾病的看法和想法，尝试与服务对象儿子讨论死亡与离别议题，鼓励儿子表达对母亲深切的情感，建立爱的联结。

（5）制订临终关怀计划：给予服务对象家庭幽谷伴行，进行濒死身心灵照护指导，让家属有心理准备，帮助服务对象及家人之间表达爱与不舍，丈夫表示会照顾好孩子，让其放心，他会陪伴在服务对象身边度过最后的时光。

（六）第六阶段：对服务对象家属进行哀伤辅导

1. 主要目标

对服务对象丈夫及儿子进行哀伤辅导和支持。

2. 服务内容

社会工作者陪伴家属回忆服务对象离世前后的片段，抒发家属积压在内心中的哀伤与压力，倾听家属感慨与讲述为服务对象所做的所有努力和付出的心血。服务对象突然离世，其孩子可能出现心理不适应，多关注孩子的心理、情绪、行为状况。社会工作者鼓励家属通过与孩子一起处理丧事、整理遗物、回忆过往等方式让孩子明白母亲离开的事实，也使孩子感受到母亲对他的爱与不舍。社会工作者与服务对象丈夫沟通孩子的成长、成才计划，提供朋辈群体的陪伴与支持，社会工作者的关注、资助人的关心与爱，让孩子在一个好的氛围和环境下健康成长。

五、评估总结

（一）目标达成情况

1. 身体层面

（1）疼痛缓解，症状控制，服务后 NRS 评分 0～1 分。

（2）便秘、阴道出血问题改善，生活质量提高。

2. 心理层面

（1）缓解服务对象遗憾、愧疚以及焦虑等情绪。

（2）服务对象接纳疾病所带来的痛苦，情绪得到纾缓，获得情感和社会支持，增加了面对困境的勇气。

3. 社会支持层面

（1）为服务对象建立了支持网络，申请疾病救助资金以及助学资金，改善其家庭经济状况与社会支持网络薄弱状况。

（2）宁养院为服务对象提供免费药总额 4678.9 元，减轻部分家庭负担。

4. 灵性方面

（1）服务对象向家人道爱、道谢、道歉、道别，与家人共享最后的生命时光。

（2）服务对象及家属得到宁养团队的支持和陪伴，以及社会人士的关心，走过人生低谷。

（3）服务对象对死亡的恐惧减少，与家人建立爱的联结。

（二）结案评估

1. 服务对象评价

服务对象表示疼痛缓解，癌症末期症状得到控制，生活质量提高。通过社会工作者的疏导和帮助情绪改善；做到了与丈夫儿子的道别、道谢、道爱、道歉，生死两相安。

2. 家属评价

家属感谢宁养院为服务对象筹集资金，了却治疗心愿；孩子得到每年5000元资助直到升入大学，得到资助人母亲般的关爱，没有后顾之忧，驱散生活的阴霾。

3. 社会工作者评估

服务对象疼痛控制，生活质量提高。

服务对象及家庭获得社会关爱，并得到物质和资金的帮助，服务对象本人及家属的焦虑情绪有所缓解。

服务对象家庭一起面对疾病和生活中遇到的问题，通过个案会谈、家庭会议的方式一起制订改变的目标和行动。同时，社会工作者不断给予服务对象及其家庭支持和鼓励，建立及扩大支持系统，促使服务对象逐渐树立自信心，提升家庭抗逆力，以积极的态度去面对和解决问题，做好生命最后的爱的告别，服务对象与家人生死两相安，服务目标达成。

（三）专业反思

1. 与服务对象建立信任关系

服务对象出于对自己的形象和尊严的保护，在服务初期会有一定的防备心理，不愿意讲述自己内心深层的困难、痛苦和家庭的实际状况。在这个过程中，社会工作者需要不断调整谈话的内容、方式，让服务对象感受到社会工作者的真诚和能力，这样才能建立信任关系，得到更加深入的信息，最终陪伴服务对象渡过难关。

2. 给予身心社灵全方位服务

晚期癌症患者面对的是生理、心理、社会和灵性等多方面困境。因此，服务对象不仅需要身体的照护、家人的关心和支持、专业医疗团队的介入和协助，还需要社会资源和救助政策的辅助。这样社会工作者才能够协助服务对象减轻身体、心理、灵性及社会四个维度所面临的痛苦，尽最大努力提升服务对象的生活质量，让服务对象获得尊严。

3. 关注政策的帮助和社会资源的提供

社会工作者深刻理解到在医务社会工作中链接资源、整合资源的关键性。服务对象问题的产生和解决涉及不同的社会关系和层面,在临终关怀领域,服务对象能够获得的社会资源与其他领域相比政策少、公益缺,在求助上手续多、时间长,如要更好地协助服务对象系统地解决困难,社会工作者需要了解社会资源与救助政策方面的信息,进行有效评估与整合,以协助服务对象解决问题。

4. 澄清专业机构的服务宗旨

面对服务对象的绝望和求助,公益组织参与者因不忍心拒绝服务对象过度的求助,导致自己为难。此时社会工作者需要紧急介入,阻隔服务对象与公益组织和个人服务目标不符的其他要求,及时向服务对象及组织澄清各方的职责范围和权限,在不伤害服务对象的基础上明确拒绝服务对象对他人造成困扰的要求。在这方面社会工作者的经验仍有欠缺,需要不断学习及督导支持。

参考文献

[1] 范明林.社会工作理论与实务[M].上海:上海大学出版社,2007:120.

[2] 刘蒙之,孙婷婷,赵天天.西方人际传播理论导论[M].北京:世界图书出版社,2015:239.

[3] 焦杰,年伟艳,任海玲,等.年轻晚期癌症患者配偶预期性悲伤体验的质性研究[J].护士进修杂志,2021,36(2):179-184.

[4] 曹字芳,姒怡冰,石东辉,等.护士视觉下晚期癌症患者家属人文关怀需求的质性研究[J].现代临床护理,2020,19(1):67-71.

[5] 姜立,文政伟,高国栋,等.公立医院实施多学科诊疗模式的SWOT分析[J].中国医院管理,2017,37(8):30-31.

温暖人生最后的旅程
——恶性肿瘤晚期患者嵌入性灵性照护实践

兰州大学第一医院宁养院　魏才娟

一、背景介绍

（一）个案背景

2018年，服务对象孙女士经兰州大学第一医院肿瘤科转介，接受兰州大学第一医院宁养院的宁养照护服务。宁养院社会工作者和医师于2018年1月对孙女士开始宁养居家照护服务，在家访过程中，社会工作者了解到，孙女士家庭经济困难，缺乏自信心，情绪低落。身体病痛严重，影响其基本生活，无法进行自我照护。服务对象缺少生活照料者，社会支持资源少。通过交流与评估，社会工作者与服务对象建立专业关系并提供个案服务，以期解决服务对象所面临的问题，提高其生活质量，帮助服务对象更好地融入家庭和社会。

（二）服务对象基本资料

1. 服务对象简介

孙女士，54岁，高中文化，祖籍辽宁，生于兰州，曾为工人，于1997年下岗，下岗后开始做出租车司机，所获收入为其家庭主要经济来源。服务对象目前离异单身，抚养一男孩。2015年服务对象被确诊为"宫颈鳞状细胞癌"，2017年，癌细胞发生转移，发展为骨转移和锁骨上淋巴结转移，从确诊至2018年间，共进行了化疗4次、放疗20次。服务对象身体状况差，疼痛感明显，不能自理，生活需要他人照顾，睡眠质量差，饮食状况差。

2. 家庭结构及支持系统

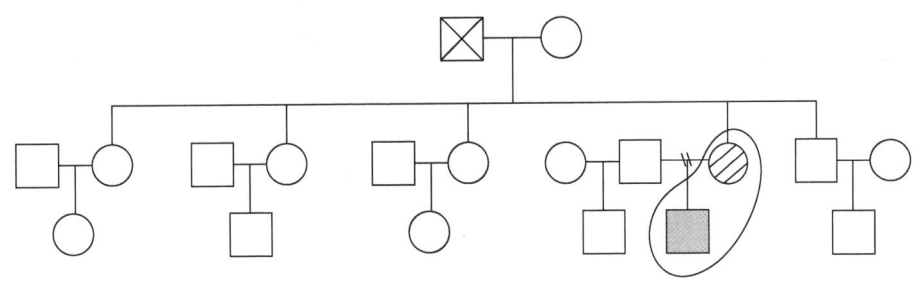

服务对象为城镇低保户，住所为政府廉租房，2013年办理退休，同时低保待遇被取消。服务对象与其前夫在结婚两年后离婚，当时儿子仅7个月。离异后前夫未承担儿子的抚养费，儿子10岁时与其父亲断绝关系。服务对象原生家庭共有三个姐姐和一个弟弟，二姐和三姐分别在青海、陕西，基本无往来，平日主要由大姐、弟弟和外甥女照顾，服务对象母亲也为其提供一些基本的照料。其儿子就读于兰州大学，学费由大姐资助，儿子承担起服务对象住院照顾及宁养院取药的事宜。

二、个案分析

（一）介入理论

1. 干预方法：嵌入性灵性照护

嵌入性灵性照护是从照顾者视角探讨如何更好地与服务对象建立灵性联结，协助服务对象向亲友实施临终反向关怀，运用"嵌入性灵性照护"干预框架实践于安宁疗护，开展灵性需求评估、实施嵌入性灵性照护，讨论服务对象与照顾者的灵性联结与互动模式。实践结果表明，将服务对象与"天人物我"联结融入宁养疗护团队及家属为患者提供照护之中，有助于家属与服务对象建立情感互动与联结，最终使服务对象善终，家属善别。

2. 灵性状况诊断与评估

与"天、人、物、我"的联结是评估服务对象灵性状况的四个重要维度，展开分析可以发现服务对象面临着"天、人、物、我"多重灵性困扰。

（1）灵性评估——与天的联结：服务对象患病后开始信仰佛教，主动念佛，希望可以有一个精神依托，期待奇迹出现，身体能有所好转。但服务对象对自己的生命早有预期，不抱希望，面对家庭的状况自己无能为力，表现出绝望，但又希望病情可以好转，看到儿子结婚生子。

（2）灵性评估——与人的联结：服务对象前夫在孩子7个月时便抛弃了母子两人，且不曾履行过对孩子的养育责任，孩子10岁时便与其断绝了父子关系。服务对象母亲、大姐对服务对象母子给予了很大的帮助，资助孩子的学费，并在服务对象生病后给予经济和生活照顾。服务对象弟弟及外甥女也对服务对象给予了多方面的帮助，服务对象邻里关系和睦。但是儿子在完成繁重功课外，还要照顾服务对象，导致其社会交往时间和精力减少。自强的性格使其孩子不愿与老师、同学交往与互动，社会融入度降低。这也增加了服务对象的灵性困扰。

（3）灵性评估——与物（自然）的联结：服务对象作为下岗工人、独自抚养儿子，家庭经济状况困扰着她，因为自己的病给家庭带来了巨大的负担而深感内疚。服务对象患病后只能卧床，无法外出散步，床是她唯一的世界，这种处于无事可做的"自然状态"与生病前被处于各种事情之中的"社会状态"的冲突与失调增加了服务对象的灵性困扰。服务对象家庭经济困难，需要支付的医疗费较多，基础生活费用支出困难。

（4）灵性评估——与我的联结：服务对象对自己患癌的事实未能接纳，来自身体的疼痛让服务对象情绪低落、悲观；对于即将来临的死亡，她表达的更多是不舍和遗憾，哭诉自己辛辛苦苦带大儿子，眼看儿子马上要大学毕业了，自己却病倒了，不能帮助孩子完成学业，不能看到儿子结婚生子，自己感到内疚和遗憾。

（二）需求分析

1. 精神需求

服务对象需要更多的情感支持，以疏解个人的不良情绪，走出悲观的人生，走向积极；需要学会接受死亡，处理好个人和家人之间的感情交流；需要增强自立能力，缓解主要照顾者的压力。

2. 情感需求

服务对象与家人之间的情感支持系统，短时间内出现失调现象。一方面来自服务对象自身身体状态变化，使得服务对象和家人的沟通出现失调；另一方面来自家人在照顾服务对象的过程中产生的强压力感。服务对象需要社会工作者帮助其改善和修复生活中的情感沟通和情感支持系统。

3. 物质经济需求

高昂的治疗费用，给服务对象家庭带来沉重的负担，基本生活质量明显降低，整个家庭对于物质、经济层面的需求增强。

4. 社会发展需求

以社会发展的视角出发，社会工作的专业价值助人自助更在于让受助群体获得融入社会群体的能力。服务对象及其孩子都需要通过社会工作者的帮助，提升自助获取生活的能力，为自我创造好的生活环境。

三、服务计划

（一）服务目标

（1）发掘服务对象身边资源，建立社会支持网络。

（2）了解服务对象需求，社会工作者协调帮助其达成心愿。

（3）纾缓服务对象及其家属不良情绪。

（4）协助服务对象及其家属处理好分离焦虑，与服务对象共同回顾人生，寻找生命意义，重建对过往生活的评价。

（二）服务策略

（1）由宁养院医生、护士为服务对象控制身体疼痛、提供舒适护理，改善身体状况，与服务对象建立信任关系，然后收集服务对象资料，梳理其问题与需求。

（2）社会工作者帮助服务对象增强自我认同感，学会接纳自我。通过帮助服务对象建立自信心，增强其与家人之间的情感沟通，建立情感联结机制。鼓励服务对象家属参加家属团体活动，扩大交际圈，与其他癌症服务对象家属一起分享照顾经验，互相学习互相鼓励。

（3）社会工作者通过链接其他资源，帮助服务对象建立与外界的情感支持系统，如开展义工定期探访活动，进行情感疏导和心理抚慰。

（4）挖掘服务对象身边资源，建立社会支持网络。链接慈善资源，给予服务对象经济支持，缓解家庭的经济压力。

四、服务实施

（一）第一次服务：收集资料、评估问题、建立关系

1. 主要目标

（1）了解服务对象个人经历及家庭情况。

（2）了解服务对象的基本需求，社会工作者协调帮助其达成心愿。

（3）处理服务对象的不良情绪，纾缓其心情。

（4）协助服务对象做好后事安排，帮其家属处理好分离焦虑。

2. 服务内容

2018年1月5日宁养院医护人员与社会工作者一同走进服务对象家中进行此个案第一次服务，工作人员倾听服务对象讲述她的家庭情况，并适时表达尊重与同感，交流过程气氛融洽，收集到很多有用的个人资料信息。由于服务对象身体虚弱，在接触过程中时常感到疲惫，社会工作者根据服务对象身体情况掌握会谈时间。服务对象对自己的身体状况比较悲观，为病担忧，情绪低落，不能接受目前的

情况，服务对象告诉社会工作者，自己辛辛苦苦带大儿子，眼看儿子就要大学毕业，自己却病倒了，不知儿子怎么办。服务对象难过地掉泪，社会工作者给予同理与安慰，并告诉她宁养院社会工作者和医护人员一直都在她身边，给予鼓励，帮她树立信心，乐观面对人生。

社会工作者与服务对象的儿子小孙沟通时得知，在他不到1岁时父亲就抛弃了他们，他和母亲吃了很多苦。10岁时，因父亲从来不承担抚养费，他和姥姥去父亲家要钱，被父亲殴打并赶出家门。父亲对他来说就是噩梦，从那次以后，就再也没有见过和找过父亲，到现在也不想知道关于父亲的事情。从记事起，都是姥姥和大姨在照顾他，他曾经在大姨家居住过7年，和大姨家关系很好，现在他的大学学费都是大姨出的。自己上课时大姨和表姐就会轮流照顾母亲，他很感激姨妈一家。社会工作者给予小孙同理，鼓励肯定他的辛苦付出，肯定他的坚强和积极乐观的心态。

会谈快结束时，社会工作者向服务对象家属介绍了宁养项目的背景及目的，介绍宁养义工服务，希望能够更多地帮助到他们。

（二）第二次服务：建立社会支持网络，增强自信心

1. 主要目标

（1）发掘服务对象身边资源及优势，协助服务对象建立自信，介绍义工资源。

（2）邀请服务对象家属参加团体活动，给予家属支持，增强其帮助服务对象战胜病魔的信心。

2. 服务内容

2018年1月28日宁养院举行迎新春家属团体活动，邀请各位服务对象家属，服务对象的儿子小孙受邀参加。在游戏环节，小孙和义工为大家表演你来比划我来猜，大家捧腹大笑、掌声不断。在分享环节，小孙表示，来自单亲家庭的他，原本没有安全感，母亲患病后来到宁养院接受服务，让自己有了依靠。母亲患病后，小孙经常失眠，害怕母亲会随时离开自己，担心自己不能大学毕业。家里的事从未向学校老师和同学提起过，怕大家同情和怜悯自己。今天的活动中，看到这么多医师、护师、义工们聚在一起，同心协力，极大地增强了他帮助母亲战胜病魔的信心。在本次宁养院举办的迎新春家属团体活动中，社会工作者也主动给小孙介绍了宁养院的义工团队，向小孙详细讲解了义工服务团队的服务内容和模式。此次活动，不仅让小孙发掘出自己的潜能，还帮助小孙重拾自信；不刻意让小孙看到他人给予的帮助，在未触及他的自尊心的前提下让他获得了心理安慰和情感支持。

活动结束后，社会工作者与服务对象的儿子交流时，了解到服务对象目前的情况：服用镇痛药后，夜间入睡尚可，进食略有改善，能在室内走动，能如厕自理。但服务对象不能接受目前的情况，情绪时好时坏，比较悲观，担心自己走后儿子的生活。我们同理小孙，适时表达同感、鼓励与支持，让他相信我们会一直跟他在一起。

（三）第三次服务：为服务对象和家属提供关怀与支持，了解服务对象心愿

1. 主要目标

（1）义工介入家访服务过程，纾缓服务对象及其姐姐的情绪。

（2）运用《宁养静心集》帮助服务对象纾缓情绪。

（3）指导家属陪伴服务对象、知晓如何了解服务对象心愿并助其实现。

（4）讨论家中可利用的资源，为实现愿望做准备。

2. 服务内容

2018年2月25日个案服务，我们看到服务对象能在客厅走动活动身体，能如厕自理，相比之前卧床虚弱的她，看到了服务对象积极改变的态度和潜在的力量。服务对象自患病后对佛教书籍感兴趣，社会工作者向服务对象介绍义工柴姐，柴姐为佛教居士，她给服务对象讲述佛教的博大精深，分享佛教歌曲，纾缓其情绪。

服务对象的姐姐表示，自从服务对象接受宁养服务后，其生活质量有所提高，情绪有改善，对我们的工作表示感谢。我们也对姐姐的辛苦付出表示肯定，肯定她给予妹妹一家人的温暖和经济上的帮助。社会工作者纾缓姐姐的情绪，让她适当休息，以便更好地照顾服务对象。

社会工作者赠送服务对象《宁养静心集》，引导和鼓励服务对象平日可以阅读本书，调整自己的身心灵状态。社会工作者借由《宁养静心集》中的话题与服务对象进行了一些较为深入的探讨，在交谈过程中服务对象几次流泪，并感动于宁养院的用心服务。服务对象和家属对社会工作者进一步接纳，关系进一步巩固，对社会工作者的信任度增加。服务对象的情绪相比之前有一些改变，但还是有些低落，不想过多地接触外面的人和物，经常把自己闷在房里，对自己目前的状态尚不满意。社会工作者尊重服务对象的感受，引导服务对象表达内心的想法、需求，社会工作者通过动态评估，及时调整服务目标及计划，使其感受到尊重，满足其需求，指导家属给予服务对象嵌入性灵性照护。最终，服务对象的需求获得了回应和满足，了无牵挂,疼痛控制满意,接纳了自己不久于人世的事实。

(四)第四次服务:寻求院外资源,服务对象与家属相互表达爱

1. 主要目标

(1)鼓励服务对象进行情感表达,增强服务对象与孩子、家人之间的交流和互动。

(2)链接社会资源,为服务对象的家庭寻找经济支持。

2. 服务内容

2018年3月10日,社会工作者家中探访,发现服务对象的情绪相比之前有明显改善,对社会工作者的信任度增加。在社会工作者的鼓励下,服务对象能够勇敢地谈及今后的打算,并与孩子进行深入的交流,妥善交代身后事宜:目前他们居住的50平方米廉租房,将来可以给儿子当婚房;自己快不行的时候,希望家人送自己去医院,不想从家里走,怕会给儿子留下心理阴影;谈及前夫,希望儿子不要去认父亲,将来决不能给他养老,她不能原谅前夫所做的事情;希望儿子毕业后能有一份好的工作,自己也就放心了;将儿子交给姨妈照顾,将来姨妈和姨父百年之后,儿子要披麻戴孝,报答姨妈一家的恩情。儿子告诉母亲,这辈子不原谅父亲,将来姨妈家就是他的家。儿子也表达了对母亲的爱,感谢母亲千辛万苦养大自己。

经过前三次的探访,服务对象基本能够接受自己目前的境况,饮食睡眠改善,情绪也略有改善。在与家人的关系方面,服务对象学会了主动积极地表达自己的想法,并对家人的照料表示感恩,家庭关系逐步改善,主要照顾者的压力感减少。

社会工作者同理服务对象的内心感受,表示每个人遇到这样的事都难以接受,但事情已经发生了,只能往前看,希望服务对象把握最后的时间,好好陪伴儿子。鼓励其天气好时,走出家门,在小区呼吸新鲜空气,欣赏大自然的美妙。与人正常交往,让自己得到放松,过不一样的生活。

此次家访活动结束后,社会工作者积极联系经济资助资源,成功与一家建筑公司达成资助协议,为服务对象争取到每月500元的生活资助,直至服务对象离世。

(五)第五次服务:相互交流,做结案准备

1. 主要目标

(1)进一步与服务对象及家属交流,聆听他们的需要。

（2）做好结案前准备。

2. 服务内容

2018年3月28日我们走进服务对象家中感受到家人的情绪较前有所改善，服务对象精神食欲略好，靠坐在沙发上。与服务对象简单交流，服务对象表示自己现在好多了，身体好时坐在客厅听听佛教音乐，陪陪儿子。现在过一天是一天，也不想那么多了。社会工作者对服务对象的乐观表现给予鼓励，告知其活在当下，珍惜现在，过好每一天。服务对象的儿子诉说母亲的情况：疼痛控制尚可，饮食少量多餐，夜间睡眠好，大小便正常，姨妈和自己轮流照顾、陪伴。社会工作者耐心倾听服务对象的儿子诉说服务对象近段时间的身心状况、自己的内心感受，肯定其辛苦付出，同理其内心感受，整个家庭氛围尚可，基本能接受服务对象目前的状况。

服务对象的成长让社会工作者深感欣慰，也让社会工作者对本个案的结束有了信心。这次家访中，社会工作者和服务对象及家属一起回顾了他们所获得的成长，对前几次的服务也进行了梳理，再一次巩固了他们的收获，使他们对未来的生活充满信心。社会工作者逐步提出结案的要求，为服务对象做好结案的心理预设。

（六）结案

通过两个月的服务与陪伴，服务对象的不良情绪明显缓解。社会工作者协助服务对象及其家属处理好双方长期积累的冲突与矛盾，并协助服务对象达成了部分之前未实现的心愿，预先设立的目标已基本实现，在得到服务对象及其家属的同意后，进入结案阶段。

结案时，服务对象表示欢迎社会工作者常来家中做客。我们交代了一些注意事宜，如按时用药、保持精神愉悦等，引导服务对象在天气好的时候尽量出去走走，并推荐有趣的书籍供服务对象阅读。服务对象反馈，自己能以更加自信的心态去面对未来的生活，家属也感谢社会工作者的陪伴。

（七）跟进服务

在2019年春节来临之际，我们邀请我院人事处领导一起慰问服务对象及家属，向服务对象及家属致以新春的祝福，领导仔细询问了服务对象儿子的学业情况，鼓励他一定要克服困难完成学业，毕业时可以向我院投递简历，并叮嘱服务对象放心，只要孩子符合条件，一定会优先招聘到我院工作。

五、评估总结

（一）服务成效

1. 通过科学的药物治疗，降低身体疼痛感

宁养院医师通过调整服务对象用药剂量和服药次数，及时有效地控制了服务对象身体疼痛的症状。服务对象 NRS 评分估值为 1～2 分，并能长时间稳定在该水平。服务对象对止痛效果表示满意。

2. 不良情绪改善，自立能力增强

通过社会工作者的介入服务，服务对象及家属的情绪得到疏导和安抚，服务对象心态有所转变，对生活有信心，能够认同悦纳自我，能够坦然面对最后的生命历程。社会工作者对服务对象的积极调整和转变给予肯定，鼓励其活在当下，珍惜现在，过好每一天。

3. 学会接受自我，积极看待生活

社会工作者引导服务对象向儿子交代了身后事安排，将儿子托付给大姐照顾，告诉儿子今后姨妈就是他的亲妈，姨父就是他的亲爸，今后要给姨妈、姨父养老送终、披麻戴孝。服务对象儿子答应了母亲的安排。

（二）结案评估

1. 服务对象评价

在服务过程中，服务对象也对自己的成长和改变做了反思和总结。在跟进服务中，服务对象向社会工作者这样说道：

我感觉自己现在身体好多了，不知道是不是我自己长大了，我不再像以前那样害怕和恐惧死亡了。我知道我有自己最爱的儿子，他是我唯一的牵挂，只要他能够顺利过好自己的生活，我也没有其他担心的。我也很感谢宁养院的工作者给我带来的帮助，要是没有你们，我可能不会这么快就振作起来，变得坚强。

同时我们通过服务对象的反馈，得知她身体状态好的时候会坐在客厅听听佛教音乐，陪陪儿子，用陪伴儿子的具体行动反向关怀儿子。服务对象对宁养院的用心服务表示感谢，特让其姐姐给宁养院写了封表扬信，希望用这样一份特殊的礼物表达对宁养院的感谢。

2. 家属评价

服务对象儿子小孙讲述服务对象的身心灵状况变化的过程及其内心感受，对整个家庭氛围变得温馨融洽表示满意,能接受母亲目前的状况,服务对象及家人情绪稳定。

3. 社会工作评估

社会工作者介入后,通过关注、倾听、同理等技巧,给予了服务对象和家属心理上的安慰和情感上的支持。服务对象能够主动进行情感表达,与家人之间的交流和互动增强。帮助服务对象重构社会关系网络,服务对象社会交往逐渐频繁,自信心得到增强。服务对象的恐惧心理减弱,学会了自强和勇敢地面对未来生活,并对生活做了简单的规划,对主要照顾者的反向关怀增强,在一定层面上减轻了主要照顾者的心理压力。

服务对象经过宁养院的治疗,情绪稳定,疼痛控制满意,且在很长一段时间维持口服硫酸吗啡缓释片 180 mg 每 12 h 一次直至离世,疼痛 NRS 评分基本在 3 分及以下。

同时,社会工作者通过努力,为服务对象链接了义工资源,帮助服务对象纾缓情绪;为服务对象链接了慈善资源,给服务对象带来了经济上的帮助。

(三)专业反思

灵性在社会工作专业助人的过程中,被视为个人在实践生活的多元文化与不同信念的结合,包括个人、实践、信念三重含义。灵性照护是一种健康积极的介入方式,在个案服务过程中的介入涉及个人、家庭、对上天的信仰,以及我们的日常生活与他人的联结。而将灵性照护以嵌入性的方式介入宁养家居疗护服务,便要求工作者从服务对象的生理、精神、社会、灵性多层次进行评估分析和诊断。从理论层面讲,嵌入性灵性照护丰富了社会工作现有的理论模式,也为生死观教育这类敏感的实务实践,提供了新的解析思路。从社会工作助人实践的过程来讲,嵌入式灵性照护在问题的评估与服务介入手段上更注重细节化。从个人与他人、个人与社会、个人对上天的信念诸多层面剖析问题,使得社会工作助人过程更加具象,助人步骤更加清晰。

但更需值得我们关注的是,在宁养居家服务中,社会工作者面对的是恶性肿瘤晚期的服务对象,一方面,现有经验的缺乏使社会工作者不能够充分地理解服务对象的感受与想法,在运用嵌入性灵性照顾理论模式时,会有一定的困难;另一方面,正是因为服务对象的特殊性,更加要求社会工作者必须能够看到服务对象的积极改变和潜在力量,通过一个合适的切入点,以小见大,从而进一步明确方向和目标,推进服务有序发展。

在本次个案服务完成后，服务对象及家人对宁养院工作人员的服务感到满意，对宁养义工的服务表示感谢。经过专业化反思，社会工作者在服务过程中，在访谈和交流方面仍存在一些不足。在前几次探访中，我们对服务目标和过程有点操之过急，没有收到预期效果。这就要求我们服务个案时，尽可能多收集服务资料，制订更全面更有针对性的服务方案。在服务中，要切实感受到社会工作所宣扬的"助人自助""以人为本"的价值理念，并为自己成为其践行者而感到自豪。与此同时要对自身的服务范畴有明确且清晰的认识，承认"社会工作者不是什么问题都能解决的，计划与实践总存在一定的差距"。社会工作是一个应用型的学科，从书本知识到实际服务的转变，需要持续不断历练与积累。

参考文献

[1] 李嘉诚基金会「人间有情」全国宁养医疗服务计划办公室. 纾缓医学——晚期肿瘤的宁养疗护[M]. 北京：高等教育出版社，2014：353-355.

[2] 王京娥，康宗林. 宁养疗护中的嵌入性灵性照顾——基于癌症末期患者家属团体活动的案例分析[J]. 医学与哲学（B），2016，37（1）：86-89.

[3] 康宗林，王京娥，黎莹，等. 临终反向关怀模式探析[J]. 医学与哲学（A），2015，36（6）：21-24，42.

[4] 王京娥，康宗林，李梦倩，等. 临终反向关怀在宁养疗护中的应用研究[J]. 医学与哲学（B），2016，37（9）：90-94.

[5] 康宗林：嵌入型灵性照顾在宁养疗护中的实践[C]//. 中国抗癌协会癌症康复与姑息治疗专委会. 第二届 CSCD 肿瘤支持与康复、治疗学术年会暨第十五届全国癌症康复与姑息医学大会论文集. 成都：第十五届全国癌症康复与姑息医学大会，2019.

[6] 韩娜，于世英，褚倩. 安宁疗护的核心症状和常用药物[J]. 医学与哲学（B），2018，39（4）：10-13.

生命的圆满
——少数民族恶性肿瘤晚期患者病情告知干预

云南省德宏州人民医院宁养院　谢安所

一、背景介绍

（一）个案背景

服务对象不知病情及预后，接受宁养服务后，社会工作者在服务过程中了解到，随着病情进展、疼痛加重，服务对象很想了解用药情况、疾病相关资讯和自己的病情。服务对象的孙子来取药时，社会工作者主动用傣语与之沟通。其孙子讲述服务对象的需求，尤其是对饮食忌口及用药问题特别关注，服务对象只信任宁养团队，但因为不懂汉语，希望社会工作者用傣语与服务对象交流并提供服务，社会工作者接案并跟进服务，与服务对象建立信任关系。

（二）服务对象基本材料

1. 服务对象简介

服务对象双女士，69岁，傣族，缅甸人，农民，文盲，无烟酒史，信仰小乘佛教，患病前常参加当地宗教活动。服务对象30多年前因前夫吸毒离异，为抚养3个孩子，做起中缅烟丝小生意，认识了现任丈夫（中国籍），于1988年再婚并定居中国，服务对象和两个儿子转为中国国籍，女儿仍为缅籍；再婚后一直经营烟丝生意至今。服务对象2017年行结肠癌手术。服务对象为文盲，知识水平低，对疾病资讯不了解，完全不了解疾病诊断和预后，认为所患疾病只是炎症。家属担心告知病情会加重服务对象心理负担，选择隐瞒，服务对象及家属能接纳生命经历。

2. 家庭结构及支持系统

服务对象与前夫生育两子一女，再婚后未生育，现儿女们均已成家，二儿子与服务对象夫妇住在一起，家中四世同堂，子孙孝顺，家庭和睦。新组家庭与现任丈夫的前妻、子孙有往来。

服务对象享受农村医疗保险，家庭经济来源为农田出租及烟草小生意（在本地农贸市场卖生烟丝），生病后烟店仍维持，由孙子孙媳照看；经济尚能维持生活，

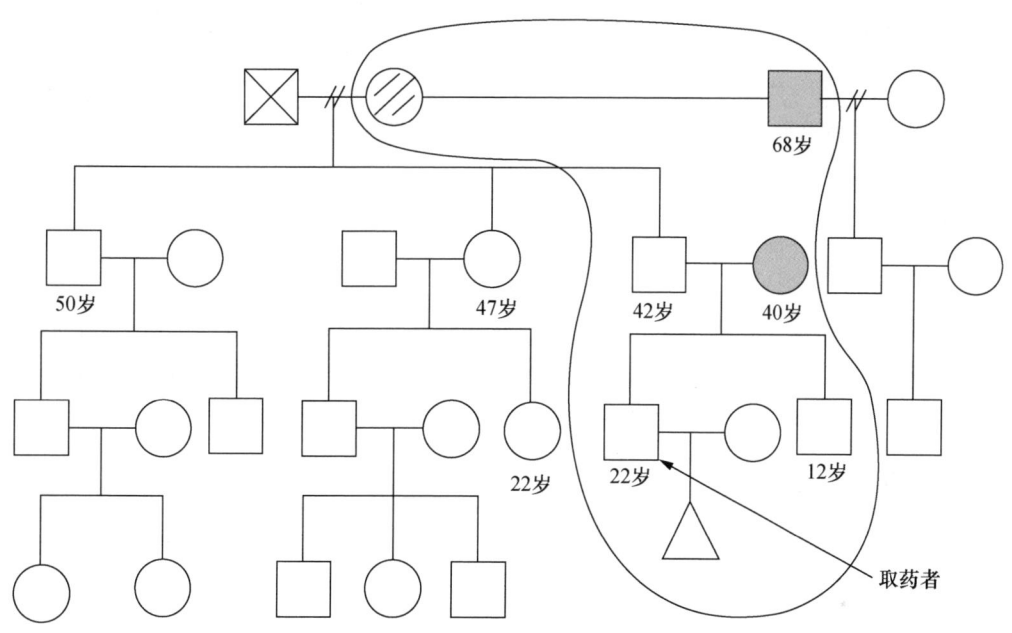

但难以承担药费,故申请宁养服务;服务对象的儿子,也是取药者,在学校经营快餐店,快餐店因受新型冠状病毒肺炎疫情影响暂停营业;儿女们共同悉心照顾服务对象,其女常从缅甸来看望,外孙女在中国打工,协助照顾服务对象;服务对象人缘好,与亲友邻里关系融洽,邻里常来关怀;服务对象对家人的关怀照顾很满意;服务对象患病后,教友到家中为其念佛诵经,家中供奉佛像,家人每天燃香、点蜡、诵经,祈求服务对象及家庭平安;服务对象认为生死是自然规律,对死亡持正向态度。

二、需求分析

(一)干预理论

1. 同理心

同理心,也称同感心,指站在对方角度思考问题的一种方法。同理心更多的是一种人文关怀,要求医务人员不仅要重视患者生理上的疾病,还要关心其精神上的痛苦,通过倾听、讲解和询问等方式抚慰患者心灵上的伤痛。运用同理心,既反映出与人同步,也表达"我完全了解"的体贴;能同理他人,才能表达情感的共鸣,从而满足患者的需求,减轻其负性情绪,让患者体会到服务的温馨和护理的人性化。

2. 叙事治疗

叙事治疗是一种心理治疗模式，多被用于有心理困扰或障碍的个体或团体中。叙事，即叙述故事，又不仅仅是简单的讲故事，叙事是赋予人们经验和意义的方法，涉及人类的行为和意向，在个案服务中，叙事治疗可提升患者的个人价值感和自尊感。

3. 意义治疗

追寻生命的意义是人的基本需要，意义治疗建立在双方平等的互动交流与对话倾听的基础上，即双方建立的是一种"我-你"的主体与主体间的平等对话关系去帮助当事人发现、探索生命的潜在意义，从而实现生命的应有价值。

（二）问题与需求

（1）服务对象完全不了解疾病诊断及预后，但很关注自己的疾病及用药情况，存在告知病情及药物资讯的需求。

（2）服务对象担忧疾病复发和进展，表示自己不怕死，但怕受罪，如疼痛、腹胀、恶心、呕吐等症状的折磨。病后来访亲友多，她觉得太吵，很烦，不想说话，却又不好拒绝亲友。服务对象诉一点动静都觉得很吵，如家人扫地的响声、村里鸡鸭的叫声，担心有这样的情绪不正常，存在心理情绪支持的需求。

（3）服务对象饮食忌口问题明显，当地对生病的人有忌口的习俗，不能吃鸡、鱼、牛肉、鸡蛋、其他带腥味食物等，服务对象担心加重病情，存在饮食护理指导需求。

（4）服务对象及家属系当地少数民族，汉语交流困难，存在沟通需求。

三、服务计划

（一）服务目标

1. 总目标

服务对象身心安适，坦然面对疾病，接纳情绪。服务对象善终，家属善别，生死两相安。

2. 分目标

（1）向服务对象的家属讲解病情告知的利弊，给予病情告知，以让服务对象知晓病情，正确面对疾病进展。

（2）协助服务对象表达情绪，以让其情绪得到释放与纾缓。

（3）协助和指导服务对象正向表达需求，以得到一个安静的休养环境。

（4）进行饮食宣教，以满足服务对象饮食营养需求。

（5）社会工作者持续提供服务，满足服务对象傣语沟通需求。

（二）服务策略

首先，联合医疗护理团队给予服务对象疼痛控制及症状处置，建立专业关系。

其次，根据服务对象知识水平，运用叙事疗法的隐喻技巧，以通俗易懂的方式开展病情告知。

再次，通过电话、探访的服务方式倾听服务对象倾诉生命经历、患病感受，适时给予同理回应，加深服务关系。

最后，在开展居家探访服务的过程中，通过见证服务对象所受的苦以及疾病所带来的意义，促进服务对象的生命导向圆满。

四、服务实施

（一）预估与初步建立专业关系

（1）社会工作者与医疗护理团队一同到服务对象家中探访，了解服务对象家庭情况，评估服务需求。随后，医生根据服务对象的病情进展及疼痛变化，先后给予硫酸吗啡口服液、盐酸吗啡缓释片、盐酸吗啡片、芬太尼透皮贴剂等止痛药，及时将患者 NRS 评分控制在 2 分左右。医护团队指导服务对象使用镇吐药控制呕吐，并指导调整饮食，口腔护理等。

（2）通过医护团队疼痛控制及舒适护理，关系初步建立，社会工作者介绍宁养服务，开展资料收集，关系增进，社会工作者表达帮助意愿。服务对象及家属表示愿意接受社会工作者的介入服务。

（二）病情告知

1. 家属层面

首先了解家属隐瞒病情的原因是担心告知病情会加重服务对象的心理压力，同理家属隐瞒病情的背后原因是出自对服务对象的保护与爱。向家属讲解服务对象了解病情的意义，如：可以了解服务对象的想法与感受，帮助服务对象接纳情绪，有利于服务对象安排身后事。

2. 服务对象层面

因为家属坚持隐瞒病情，尊重家属决定，后通过傣语使用叙事疗法隐喻的方式与服务对象交流疾病的预后及目前医疗的局限性，如：将人的身体隐喻为花草树木，花草树木会枯、会生病、会死亡，生老病死是自然规律，人是无法违背自然规律的；针对病情的复发，隐喻为就像割韭菜一样，如果无法拔除韭菜根，韭菜还会再长出来，疾病也是一样……在这样隐喻后，服务对象有所理解，并能接纳疾病带来的痛苦。

（三）提供疾病相关资讯

（1）针对服务对象对用药的担心、疑问，向服务对象及家属讲解药物相关知识及目前医疗局限性。按医嘱指导服务对象正确用药，以便达到治疗目的；针对其所担忧，给予同理回应及情绪安抚。

（2）将服务对象身体痛苦不适症状，及时与医护沟通，以便医护及时对症处理。

（四）给予情绪疏导

（1）关注并认同服务对象的心情，告知其有这样的情绪是一种正常的反应，给予同理回应，引导服务对象接纳情绪，学会向亲友正向表达需求，婉言拒绝亲友来访，尽量满足其对安静环境的需求。

（2）鼓励服务对象宣泄内心的痛苦和担忧，社会工作者倾听并给予支持，促进服务对象心灵的平安舒适。

（3）肯定服务对象曾经为家庭所付出的一切，认可其生命意义。

（4）与团队及时沟通，在提供心理支持的同时，联合用药对症治疗。

（5）应服务对象及家属的需求，将社会工作者手机号码留给服务对象及家属，并告知如有需要可联系，以让其安心。

俗话说"见面三分情"，整个服务中，社会工作者共家访8次，门诊服务18次，电话随访21次，通过定期探访和电话随访，给予服务对象持续性的关注，与服务对象建立相互信任的服务关系，服务对象基于对社会工作者的信任，愿意敞开心扉表达情绪感受，社会工作者通过专注聆听服务对象倾诉生命经历的苦难，鼓励其宣泄内心痛苦与担忧，给予服务对象真诚表达关怀，体会服务对象的感受，帮助服务对象纾缓情绪。

五、评估总结

（一）服务成效/目标达成情况

1. 身体层面

针对服务对象疼痛及其他身体不适症状，社会工作者通过与医护沟通给予对症处理后，服务对象疼痛控制好，NRS 评分基本维持在 2 分，恶心、呕吐症状得到缓解，提升了服务对象身体舒适度；服务对象能按自己口味进食。

2. 心理、灵性层面

服务对象能接纳自己情绪，学会向亲友正向表达需求；服务对象虽不知道具体诊断，但能接纳疾病的不可治愈性，按自己意愿安排身后事；临终阶段服务对象情绪平稳，内心平静，最终去世时神态安详，后事办理圆满。

3. 社会支持层面

服务对象的亲友们能尊重并满足服务对象的需求，给予生活及情感支持。服务对象的身体及情绪问题得到解决后，因该家庭汉语交流困难，社会工作者持续跟进至服务对象离世。

4. 家庭层面

遗属哀伤危机程度为正常的哀伤，不需要特别跟进服务即可预期复原。社会工作者告知遗属待丧事办完后将余药退回宁养院。2020 年 5 月 25 日孙子孙媳来院退药并表达对宁养服务的感谢。2020 年 6 月 9 日社会工作者联系遗属，遗属们都已投入正常生活，基本达到了生死两相安的服务目标。

（二）结案评估

1. 服务对象评价

服务对象自述身心痛苦都得到缓解。在社会工作者服务之前，服务对象认为自己存在的情绪是不正常的，有亲友关心看望，自己应该是高兴的，而实际上自己不仅不高兴，反而会觉得很烦。得到家人、亲友及宁养团队的支持后，服务对象能正确认知自己存在的情绪、感受都是正常的，很感谢家人、亲友及宁养团队的帮助。

2. 家属层面评价

服务对象的家人们表示，由于相关知识的缺乏，开始时服务对象未能按医嘱正确用药，疼痛控制不佳，通过宁养团队的专业照护指导，服务对象得到规范镇痛治疗，疼痛控制很好；其丈夫表示，面对妻子的情绪，家人都不知道要怎么回应，最终通过社会工作者引导如何与服务对象沟通，使服务对象的需求得到回应，家属们对宁养院服务表示非常感谢！

3. 社会工作者评估

在该个案的服务跟进中，社会工作者付出了一定的时间和心力，通过家访、门诊服务及电话联系及时跟进服务对象的身心需求，并及时给予回应并提供相关服务。

通过叙事隐喻的方法与服务对象讨论病情，交流死亡话题，促进服务对象表达内心感受与想法、情绪，引导服务对象接纳自己的情绪，向家属提供相关照顾知识，促进服务对象与家属之间"四道人生"（道爱、道谢、道歉、道别），最终服务对象从起初的不知病情及忐忑不安，到最后能坦然接纳疾病与死亡，接纳自己情绪，按自己意愿向家人安排身后事，家属一直给予悉心照顾关怀，服务对象临终阶段身心平安，去世时神态安详，家属能接纳死亡事实，后事办理圆满。

社会工作者在该案例的同理心应用中，秉持着"专注的行为、真诚的相处、尊重的对待"的同理心理念，通过同理心的表达，让服务对象感受到社会工作者对她的关怀与爱，从而提升服务对象的信心与希望，促进服务对象问题的解决。

（三）专业反思

晚期癌症患者的适应性异常弱，轻微的声音都会影响患者的情绪，使患者疲倦和不安。照顾者要注意"四轻"，即"说话轻、走路轻、操作轻、关门轻"。临终患者对病情常常充满焦虑、不确定感和无助感，很多患者常表示不怕死，但是怕痛、怕受折磨、怕被嫌弃、怕拖累家人又尽失尊严，患者因陷入极度的身心痛苦，而希望早点解脱。运用同理心与晚期癌症患者进行沟通，有利于满足患者的需求，以缓解和改善患者的心理问题。

叙事隐喻是一种温柔的力量，它抚慰人心于无形，隐喻故事，常常是引领个案通向"领悟"的管道。该案例服务中，由于服务对象知识水平低，社会工作者透过叙事隐喻的方法，使病情告知的过程变得更加丰富有趣，让患者更加容易接受疾病不可治愈性的坏消息。

任何人的生命都是有意义的，即使是面临痛苦与死亡，只要以正确的立场和态度来看待，也能从中追寻到生命的意义。宁养服务中，社会工作者见证服务对象所受的苦，肯定其生命意义，对服务对象来说也是一种肯定和支持。

不同民族有其独特的宗教、地理、历史、社会背景，不同丧葬习俗往往影响其生死观，社会工作者需要具有文化敏感性及提供多元文化服务的能力。傣族相信轮回，在他们的观念中，一个人一旦死亡轮回就几乎不应该和活着的人产生过多的联系。社会工作者通过了解不同民族的文化习俗，使用他们熟知的语言，尊重他们的文化习俗，能更快地建立相互信任的关系，拉近彼此的距离，促进服务对象敞开心扉，社会工作者需要全然接纳服务对象的困难处境。

美国特鲁多医生有一句名言：有时去治愈，常常去帮助，总是去安慰。宁养服务面对医学的局限性及面对疾病不可治愈的癌末患者时，需要从患者需要出发，全心全意为患者服务。社会工作者需要与服务对象心贴心地沟通，评估服务对象对疾病诊断和预后的知情程度、情绪状态、生命经历、家庭关系、经济状况、支持系统、灵性层面、宗教信仰等，围绕服务对象感受、需求开展服务，满足服务对象身、心、社、灵的需求，使其生命得以圆满落幕。

参考文献

［1］贾西彪. "同理心"在医患沟通中的应用及典型案例研究［J］. 中国医学伦理学，2016，29（1）：133-135.
［2］李凤仁，高建平，王建. 同理心在护患沟通中的应用［J］. 护理学杂志，2006（21）：72-74.
［3］赵快乐，黎湘艳，江莉，等. 叙事治疗概述及应用研究进展［J］. 护理学报，2016，23（4）：34-36.
［4］林绮雲，张菀珍，邱钰雯，等. 临终与生死关怀［M］. 台北：华都文化事业有限公司，2010：56-58.
［5］简二妹，潘海卿，王苏丹，等. 同理心对恶性肿瘤患者心理行为及护理满意度的影响［J］. 医院管理论坛，2016（33）：50-53.
［6］周志建. 故事的疗愈力量［M］. 北京：华夏出版社，2012：127-139.
［7］时统君. 弗兰克尔意义治疗理论的医学人文教育启示［J］. 西北医学教育，2016，24（2）：249-252.

爱的亲吻，最好的告别礼物
——恶性肿瘤晚期患者临终反向关怀

南昌大学第一附属医院宁养院　康宗林　黎莹　王京娥　李梦倩

一、背景介绍

(一)个案背景

在当前的宁养疗护服务中，患者普遍为被动接受爱与关怀，而过度的爱与关怀容易导致患者无法承受而产生灵性困扰，甚至出现轻生的现象。由此，笔者（康宗林执笔）在2014年申报了江西省教育厅课题《临终反向关怀在宁养疗护中的应用研究》，课题成果获得2018年美国SWHPN（Social Work Hospice and Palliative Care Network，纾缓治疗与宁养社会工作年会）"最佳研究海报奖"。

(二)服务对象基本资料

1. 服务对象简介

服务对象D先生，46岁，离异再婚，大学本科学历，现为高校教师，横结肠癌术后化疗5年，肝转移，知晓病情及预后，因右上腹部胀痛而进入宁养院。入院时其已口服盐酸曲马多缓释片100 mg每12 h一次，NRS评分2~3分，为轻度疼痛，睡眠不受影响；QoL评分34分，评分等级为"一般"；KPS评分40分。

2. 家庭结构及支持系统

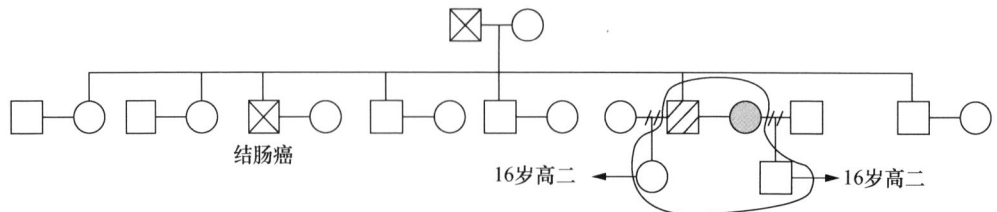

服务对象与妻子均为再婚，感情甚好，服务对象、服务对象女儿、服务对象妻子及服务对象妻子的儿子共同居住，两个孩子读高二，成绩优秀，乖巧懂事，家庭气氛和谐、相处融洽，还养了一只狗。服务对象病情较重，需要卧床，妻子辞职后在家中照顾。服务对象不喜欢别人看望，因此其兄弟姐妹偶尔来看望，并给予少量的经济援助。服务对象所在单位在其患病期间发放基本工资给予支持。

二、需求分析

（一）临终反向关怀模式

临终反向关怀模式是指临终者在亲友及专业照顾团队的协助下，对亲友、专业照顾团队及爱心人士怀着感恩之情，知道应如何给予反馈，愿意并采取行动对他们给予反向关怀，获得心理、灵性的联结与互动，达到患者善终、家属善别的目标。临终反向关怀行为由"知、情、意"三要素构成（表1）。临终反向关怀的方法可分为：言语、行为、物品和精神反向关怀。

表1 临终反向关怀"知、情、意、行"干预模式

临终反向关怀要素	知	情	意	知＋情	知＋意	情＋意	知＋情＋意
临终反向关怀行为表现	≠行	≠行	≠行	具备决心和勇气＝行 缺乏决心和勇气≠行	具备环境和条件＝行 缺乏环境和条件≠行	知晓方法、途径＝行 缺乏方法、途径≠行	＝行
临终反向关怀行为诊断				知道反向关怀亲友的途径，又具备反向关怀亲友的环境与条件，但缺乏行动的决心和勇气	知道反向关怀亲友的途径，又具备付诸反向关怀行动的决心和勇气，但缺乏行动的环境或条件	具备反向关怀亲友的环境与条件，又具备付诸反向关怀行动的决心和勇气，但不知道具体的方法	
临终反向关怀干预	＋情＋意	＋知＋意	＋知＋情	＋意：给予激励、刺激强化，使临终者愿意付诸反向关怀行动	＋情：帮助其优化心理环境，并为临终者创造临终反向关怀的外部环境条件	＋知：要给予临终者多种指导，并重视"知"的针对性引导	

（二）临终反向关怀诊断与评估

在认知方面，服务对象处于被动接受妻子照顾的处境，不知如何回应妻子的照顾及其"身、心、社、灵"的压力。在情境方面，服务对象的内部情境处于拖累妻子、焦虑不安、牵挂妻子和两个孩子今后的生活的情境；其外部情境处于与两个孩子及小狗的托养分离，以及前妻前来吵闹要求房子留给女儿的困扰中。在意志方

面，服务对象想对妻子表达爱与感恩，欲言又止，需要激发其反向关怀的决心和勇气。

三、服务计划

（一）服务目标

1. 总目标

服务对象"身、心、社、灵"安适，善终；家属无憾，善别。

2. 分目标

（1）个人层面：①纾缓服务对象对妻子、孩子的内疚、不安等负面情绪。②引导服务对象接纳疾病带来的限制，调整"身、心、社、灵"状态，坦然面对问题。

（2）家庭层面：改善服务对象与家人之间的互动关系，给予家人反向关怀，促进情感交流。

（二）服务策略

（1）联合医疗团队，围绕"整体痛"制订个性化的镇痛方案，建立信任关系，缓解服务对象"身、心、社、灵"层面的痛苦。

（2）开展临终反向关怀评估与诊断，制订临终反向关怀干预计划。

（3）优化服务对象内外部情境，纾缓其情绪，使其愿意实施临终反向关怀。

（4）进行临终反向关怀认知干预，指导服务对象选择适合自己的反向关怀方式，并激发其反向关怀的动力。

四、服务实施

（一）第一阶段：医护干预，建立信任的专业关系

1. 主要目标

医疗团队帮助服务对象缓解躯体疼痛，建立信任，并了解服务对象的心理、社会、灵性状况，转介社会工作者跟进。

2. 服务内容

医疗团队为服务对象提供有效的疼痛缓解方式，并逐步与服务对象建立相互信任的专业关系。

宁养院根据服务对象的疼痛变化，及时调整镇痛治疗方案，先后给予盐酸曲马多缓释片、艾司唑仑片、盐酸羟考酮缓释片止痛，并根据服务对象情况及时调整剂量，在24～48 h电话回访时，其NRS评分1～2分，止痛效果明显，信任关系建立。此外，医疗团队还了解了服务对象的心理、社会、灵性需求，转介社会工作者跟进，临终反向关怀干预也逐步开展。

（二）第二阶段：优化内部、外部情境

1. 主要目标

优化服务对象内部、外部情境，为其提供反向关怀情境支持。

2. 服务内容

社会工作者重点先对外部情境介入，使用接纳、同理心的方式体会服务对象对两个孩子及小狗的情感，搭建夫妻沟通平台，最终将两个孩子和小狗接回到服务对象的身边，家庭氛围重回温馨；指导服务对象及其妻子与前妻沟通，坦诚交流，就善终事项达成共识，预立遗嘱并安排好各项事务，前妻没有再来吵闹；指导和鼓励服务对象主动与原单位联系，争取单位帮助，单位同意为其妻子提供工作岗位。

社会工作者运用冥想放松法帮助服务对象在精神层面放松，用萨提亚的冰山理论帮助其探寻自我的感受，感受背后的期待、信念等，对其不安、内疚、拖累家人等负面心理进行疏导，同时鼓励其与妻子交流彼此的感受，回顾过往的美好，优化内部情境，其妻子疲惫的状态有所改善。

（三）第三阶段：临终反向关怀认知干预

1. 主要目标

提供反向关怀认知辅导，服务对象获得关怀亲友的方法。

2. 服务内容

社会工作者通过家访，围绕"立言、立功、立德"引导服务对象积极参与，实施反向关怀，如言语上向妻子"四道"，即道谢、道歉、道爱和道别；在行为上可用亲吻、微笑等亲密行为表达对妻子的爱、关怀；在精神层面对病苦保持释然、坦然、乐观豁达的状态，也可给予妻子精神力量；在物品方面为家人准备有纪念意义的物品。社会工作者鼓励服务对象选择适合自己的方式反向关怀妻子，并邀请其妻子参加家属团体活动，学习照护、沟通等知识，给予服务对象鼓励和支持。

(四)第四阶段:激发临终反向关怀动力

1. 主要目标

激发服务对象反向关怀亲友的动力。

2. 服务内容

服务对象 NRS 疼痛评分＜3 分,为轻度疼痛,社会工作者运用家访、电话咨询等方式给予其辅导,优化其反向关怀的内部、外部情境,指导其学习反向关怀的方法。此外,社会工作者通过家访激发其反向关怀亲友的动力,并通过电话继续鼓励,持续激发其动力。

最终,服务对象在妻子为其洗脸时拉近妻子,给了妻子一个深情的亲吻,说了一句"老婆,你辛苦了",其妻子感动而泣,双方继而进行了深入交谈。其妻子前来取药时,告知了社会工作者其丈夫的改变,并感谢了宁养院的帮助,表示"(为丈夫)一切都值得",其妻子再次因感动而哭泣。

五、评估总结

(一)目标达成情况

1. 个人层面

(1)服务对象体会到了自己的重要性和价值,改善了负面情绪,内心更为平和。

(2)服务对象的 QoL 评分 34～38 分,未低于其进入宁养院时的水平。

(3)服务对象献给妻子一个久违的、深情的亲吻,促使其与家人情感的联结与互动。

2. 家庭层面

(1)服务对象与妻子、孩子及小狗一起度过余生,获得亲情陪伴与精神关怀。

(2)服务对象为妻子落实工作,使家庭的后续生活有了保障,其前妻的问题也得到了妥善的处理,家庭关系和睦。服务对象的"身、心、社、灵"状态相对和谐,家人能接受事实,坦然面对。

(二)结案评估

1. 服务对象评价

服务对象身体的痛苦获得了有效的缓解,在心理、精神上获得了支持,最终向妻子道谢、道爱和道别;解决了妻子的工作问题,妥善安排了家中的事务,与妻子、孩子和小狗一起度过余生，服务对象表示很满足。

2. 家属评价

服务对象的妻子诉说在其最困难的时候，其获得了宁养院的支持，参加家属小组，还获得了丈夫的肯定和反向关怀，一切都值得。

3. 社会工作者评估

服务对象缓解了疼痛的症状，生活品质得到提升。

服务对象获得了内部、外部情境优化，反向关怀方法指导，以及大家的鼓励，并向亲友实施了反向关怀。

服务对象妥善处理了后事，孩子和小狗回到了身边，内心平和。其妻子获得了反向关怀，能坦然面对现实，生死两相安。

（三）专业反思

反向关怀工作应转变社会工作者及家属为主体，服务对象为客体的状态，使服务对象回归主体位置，帮助其获得反向关怀的能力，尊重和接纳其独特的想法，使其自主选择个性化的反向关怀方式，避免将社会工作者的想法强加于服务对象，迫使其使用刻板、模式化的临终反向关怀方式。

冰山理论可以帮助社会工作者以清晰的思路逐步挖掘服务对象应对问题背后的感受、期望、信念等更为深层次的情感，结合冥想放松，使服务对象体验到其负面情绪给身体带来的影响，促使其改变当下的情绪，实施反向关怀。

"生物—社会—心理"医学模式及"整合医学"都强调以人为中心，注重身体、情感、精神、社会和环境因素。恶性肿瘤晚期患者问题的跨专业性特点及宁养服务的跨专业合作特色，决定了社会工作者必须关注服务对象身体层面的问题，与医疗、护理团队密切合作。

参考文献

[1] 康宗林，王京娥，黎莹，等.临终反向关怀模式探析[J].医学与哲学（A），2015，36（6）：21-24，42.

[2] 黄震宇.萨提亚家庭疗法在个案工作中的运用与反思[D].兰州：兰州大学，2016.

[3] 樊代明.整合医学的内涵及外延[J].医学与哲学（A），2017，38（1）：7-13.

用爱陪伴，用心呵护
——宁养服务危机介入实践

深圳市人民医院宁养院　韩丽　翁惠敏

一、背景介绍

（一）个案背景

服务对象患有乳腺癌、转移子宫内膜癌，2018年宁养院在医院门诊大楼做宣传时与其结识，同年社会工作者为其申请救助基金2万元，2019年8月，社会工作者在与服务对象沟通过程中发现其有自杀倾向，遂紧急介入开展服务。

（二）服务对象基本资料

1. 服务对象简介

服务对象杨女士，44岁，丧偶，祖籍四川，高中学历，曾做过服装厂女工、钟点工、饭馆服务员等工作。服务对象于2009年诊断左乳腺癌，2018年6月再次被诊断为子宫内膜癌，2019年8月确诊腹膜、盆腔、肺部淋巴结转移，服务对象一般状态差，意识清楚，可勉强在床边活动，NRS评分7分，夜晚不能入睡。

2. 家庭结构及支持系统

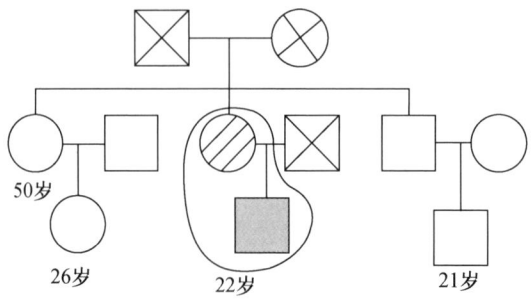

服务对象的姐姐和弟弟均在老家，姐姐无业，弟弟做零工，父亲脑出血离世，母亲在2016年因病离世，丈夫在2004年因车祸离世，服务对象的儿子在18岁时来到深圳与母亲一起生活，目前在做快递员工作。服务对象曾经为了缓解心理压

力，参加由癌症患者组成的团体，但参加几次后感觉效果不佳，随即退出。

二、需求分析

（一）介入理论

1. 危机介入模式

危机干预是针对服务对象的危急状态而开展调适和治疗的工作方法，须在很短的时间内进行，包括与当事人建立关系，以及找出解决问题的方法，因此介入时必须有高度的敏感度，做出准确的评估，灵活运用技巧。介入重点主要包括：辨识主要问题、检视危机程度与案主自我控制能力、处理情绪、给予关怀和支持并建立信任关系、建立希望和动机、迅速研究可行选择及计划以及事后跟进结束介入等措施。通过交谈协助案主理解自己的心理反映倾向，分析自己内心的反映方式，迅速实施以上内容，这对案主稍后一段时间精神以及情绪的缓解有很大的帮助。

2. 人生回顾疗法

人生回顾是一种通过回顾、评价及重整一生的经历，使人生历程中一些未被解决的矛盾得以剖析、重整，从而发现新的生命意义的心理和精神干预措施，人生回顾有利于提高临终患者的身心健康。

（二）案例分析

社会工作者通过与服务对象的沟通后，分析得出其主要的问题如下。

1. 疾病导致的身体不适

癌症末期，全身多处转移导致疼痛，影响睡眠，需要镇痛和对症治疗服务。

2. 正常的家庭功能缺失，社会支持网络薄弱

（1）服务对象的父母和丈夫早亡，姐姐和弟弟都在四川老家，儿子工作忙，少在家，家庭给予的温暖及多方面支持缺乏。

（2）服务对象病情越来越重，照顾需求增加，但缺乏支持。

（3）服务对象收入微薄，虽然有购买外来劳务工社保，但是长期的疾病和治疗导致经济困难，不堪重负。

3. 多种情绪困扰，心理压力大

（1）服务对象全身多发转移出现疼痛，影响睡眠，身体疼痛也导致情绪差。

（2）服务对象疾病得不到控制，儿子的工资也都用于治疗，因此，情绪崩溃，产生厌世、恐惧、烦躁、无助情绪，感觉拖累儿子，有自杀倾向。

（3）服务对象从小与姐姐有矛盾，出来打工后，虽偶有电话联系，但是姐妹感情有隔阂。

4. 协助完成心愿

社会工作者通过与服务对象的深入沟通交谈，发现需要协助服务对象做好生命最后阶段的事项安排，帮助其达成最后心愿。

三、服务计划

（一）服务目标

1. 总目标

减轻服务对象心理负担，处理负性情绪困扰，改善生活质量，使其心灵平安，能够善终，家属能够坦然接纳现实，善别。

2. 分目标

（1）危机介入，消除服务对象自杀念头，促使其接纳疾病，珍惜当下。

（2）提供镇痛及症状护理，缓解服务对象身体不适。

（3）持续提供心理纾缓支持，释放服务对象负面情绪，使其对有限的生命有所规划。

（4）化解姐妹隔阂，促进服务对象与姐姐有效沟通。

（5）协助申请救助基金缓解服务对象生活困难，安排宁养义工提供照顾服务。

（6）协助完成服务对象临终心愿，给予家属哀伤辅导支持。

（二）服务策略

首先，提供危机介入，保护服务对象的生命安全，防止跳楼事件的发生，纾缓服务对象无助、绝望及拖累家人的负罪感，稳定服务对象的情绪。

其次，通过居家探访及面谈的方式，为服务对象提供医疗护理方面的帮助，缓解其身体的不适。

再次，运用人生回顾帮助服务对象重塑自我，重新发现生命的意义，协助其表达心理感受，宣泄情绪，缓解因病情导致的多种负面情绪问题。

从次，积极整合资源，缓解经济和照顾方面的压力。

最后，在服务对象生命倒计时阶段，及时了解服务对象的临终心愿，协助其完成，使其灵性平安。

四、服务实施

（一）危机介入，保护生命安全

1. 服务目标

危机介入，消除自杀念头。

2. 实施内容

在宁养院登记入案前，社工与服务对象有微信联系，在联系的过程当中发现服务对象有自杀倾向，遂进行前期的居家探访，了解服务对象的真实想法，引导她诉说所遇到的问题，观察她的情绪变化，对服务对象表示愿意真心帮助她解决问题，并给予辅导，会谈内容摘选：

服务对象（沉默几分钟）：从这里跳下去会怎么样（没有转头，眼神空洞，脸色苍白）？

社会工作者（沉默，拉凳子坐在床的左侧，握着服务对象的手，轻轻地将被子往上拉了拉，随后把服务对象的几根乱发往她耳朵后捋了捋，看着服务对象的眼睛轻声说）：这么多年，你太辛苦，太不容易了（表达同理）。

服务对象（仍然不说话，没有转头）

社会工作者（仍然握着服务对象的手，沉默片刻后对服务对象说）：现在身体越来越差，还要忍受疼痛，儿子辛苦赚的钱也都做了治疗，觉得自己帮不到他反而还连累了他，所以就想着跳下去，一了百了，这样自己解脱了，你儿子也轻松了（对焦当下问题）？

服务对象（仍然沉默）

社会工作者（沉默片刻）：作为一个母亲，最希望的就是看着孩子能过得好，也没有什么拖累（问题摘要，社工看着服务对象的眼睛）？

服务对象（沉默，面部无表情）

社会工作者：你可以想象一下，如果你从这里的楼上跳下去了，运气好的话如你所愿，你走了，留给孩子的将是一生的内疚和自责，他会觉得自己没有照顾好你，你才选择了这种方式离开，同时你的选择其实也是在告诉他，如果以后遇到什么过不去的坎，他也可以用同样的方式来结束生命（观察服务对象面部表情），我不能肯定，你儿子以后会不会学你这样的方式，如果今天你就这样走了，你的做法会带给他一生挥不去的阴影（给予服务对象忠告）。

服务对象（仍然沉默，轻微皱眉）

社会工作者：你这么漂亮的人，你想象一下，从楼上跳下去之后，会是什么样的场景，满地的血，我不说你也能想象到吧，你难道愿意以这种形象离开吗？

服务对象（继续沉默，脸仍然向着窗户外）

社会工作者（仍然看着服务对象的眼睛，语速很慢轻声地说）：再说另外一种可能，你想着跳下去一了百了，但是当你跳下去的时候，你没有走成，残疾了，以后的日子该怎么过，喝口水都要有人照顾，你难道想让儿子把工作辞了在家里全职照顾你吗，他还那么年轻，已经没有爸爸了，以后还要照顾病重且残疾的妈妈，你有没有想过对他的打击会有多大，你觉得这是爱他，真的不是拖累他吗（反问）？

服务对象（把头转了过来，看着社会工作者，仍然沉默）

社会工作者：如果你是因为现在的疾病有一天离开了这个世界，你的儿子看到的是不一样的你，他知道妈妈跟疾病抗争了十年，非常艰难，但是你没有放弃，直到生命的最后一刻，你的行动是积极且充满正能量的，这也必将会影响到他的一生，不管以后的人生面对什么样的磨难，他都会去勇敢面对，不会轻易放弃（正面鼓励）。

服务对象（不说话，翻了翻身，欲言又止）

社会工作者：我还记得第一次见你，你那么阳光，又很爱笑，穿的衣服也很好看，跟你的一帮病友一起拍照，你还记得我帮你们拍的合照吗？几年没见到你，你现在还是挺美的嘛（社工轻笑着说），要不我拿个镜子你照照看。

服务对象（有些笑容）：不用拿。

社会工作者：我知道你心里的苦，从今天开始我会常来，而且我还会带一群伙伴过来，经常陪你，到时候你不要嫌我们烦呢（表达关心愿意与服务对象一起面对）。

服务对象（仍然不说话，表情没有之前冰冷）

社会工作者：我讲了那么多，你一句话都不说，我来看看是不是发烧烧糊涂了，傻掉了呢（基于之前的信任关系，用开玩笑的口气，摸摸服务对象的额头，看有没有发热，进行良好的视线接触，并且通过非语言动作进一步拉近关系）？

服务对象（轻叹一口气，不说话，眼睛有些发红）

社会工作者（沉默，握着服务对象的手，看着服务对象的眼睛，鼓励诉说）

服务对象（几分钟后轻轻地说）：这一生为的就是儿子，但老拖累他，心里难受，想着这样活着还不如死了，跳下去可能就是最好的解脱，但现在……（继续沉默，开始流泪）

社会工作者（拿纸巾帮擦眼泪，身体向前倾，让服务对象感受到关心和专注）

服务对象：有时候想想活着真的很没意思，病了那么长时间，钱也没少花，儿子也跟着受累，也没有给他好的环境，让他现在还这么辛苦，我这个妈没有当好，感觉对不起他，其实好多天了，我一直在犹豫，一直也想着跳下去就解脱了，孩子也轻松了，现在觉得可能我太自私了（一直流泪）。

社会工作者（递了三次纸巾，中间也帮擦眼泪，轻拍服务对象）：我也是当妈的，所以特别能理解你心里的感受（表达同理），没有哪个母亲不希望自己的孩子好，不是你自私，而是你太爱你的儿子，所以才会有这样的想法。

服务对象：就想着儿子好，但没想着会更害了他。

社会工作者（目光接触，鼓励支持诉说）：我理解你，都是为了儿子好。

服务对象：真的要好好想想，这一段时间真的很累，身累心里也累，为了儿子我不会去做傻事了，你也待了很久了，回去吧，不用担心我。

社会工作者：你能这么想就对了，我知道你不会让你儿子伤心，也不会让我难过的（起身拥抱服务对象）。

服务对象（没有再流泪，轻声说并挥挥手）：你回吧。

社会工作者：那我先回了，明天见。

第二天，社会工作者在上班后去到服务对象家中，推开门的那一刻，看到了服务对象，心里的一块石头终于落了地。服务对象表述，想了一晚上，觉得儿子很不容易，不能再这样对他了。

在辅导的过程当中，社会工作者用聊家常的方式，以服务对象儿子为引线与之交谈，帮助服务对象打破错误的认知，消除自杀念头。

（二）及时镇痛，加强症状管理

1. 服务目标

镇痛及症状处理，提高生活质量。

2. 服务内容

在社会工作者前期居家探访和危机介入后,经宁养院主任安排,服务对象在宁养院登记入案。宁养团队进行床前评估,给予镇痛治疗,甲氧氯普胺止呕,艾司唑仑促进睡眠,并根据服务对象的病情,合理调整药物剂量种类和用法,短时间内,将服务对象的疼痛 NRS 评分由 7 分重度疼痛减至 2 分轻度疼痛,晚上能安静入睡。

家居探访时,宁养院主任也曾多次对服务对象进行双下肢的按摩,护师指导其卧床休息,同时加强皮肤的护理,预防压疮的产生。

(三)疏导低落情绪,消减对死亡的恐惧

1. 服务目标

加强有效沟通,疏导不良情绪。

2. 服务内容

在宁养服务期间,社会工作者与宁养院主任多次居家探访,了解服务对象的需求并主动沟通,与她一起回顾过往最难忘的时刻。服务对象表示,虽然曾经日子苦一些,但是家人能在一起也感觉挺幸福,那个时候经常与姐姐吵架,现在想起来都不是大事,很怀念一家人在一起的时光,自己还年轻就面对死亡,感觉生活对自己很残酷,自从患病后,就一直被各种痛苦折磨,寻找不到人生的意义和价值,反而还拖累儿子,心中自责、内疚。

为了减缓服务对象对儿子的拖累感,我们也向她的儿子进行了病情告知,考虑到服务对象病情的严重性,希望他能多些时间陪伴,减少遗憾。在居家探访中,社会工作者引导服务对象的儿子向母亲表达爱,减少服务对象的内疚感,并通过陪伴、支持、同理、鼓励等技巧,逐步消减服务对象的低落情绪及对死亡的恐惧。

(四)链接资源,缓解照顾者压力

1. 服务目标

链接社会资源给予支持。

2. 服务内容

随着服务对象的病情越来越重,日常照顾的问题凸显,而服务对象的儿子除了照顾母亲之外,还需要继续上班赚取生活费用,针对照顾者的"身心衰竭综合征"的表现,宁养院提供"喘息照顾"服务。社会工作者多次与宁养义工组长沟通,为服务对象提供持续的照顾。宁养义工不仅疏导服务对象的情绪,还经常帮助其擦身

使其保持清洁，并帮助服务对象打扫家庭卫生。

为了缓解服务对象的生活困难，社会工作者收集资料协助申请临时救济。

（五）人生回顾，心愿完成

1. 服务目标

协助回顾人生，完成最后心愿

2. 服务内容

在前期的诸多服务后，服务对象向我们倾诉了内心的想法，并对生命有了新的认识，停止宁养医疗外的任何治疗。

社会工作者了解到服务对象对自己以前的不懂事深感后悔，希望姐姐能原谅自己，在离世前能姐妹相见。社会工作者以组织者和协调者的角色，曾几次打电话和发信息给服务对象的姐姐，希望她能来深圳见面。在多次沟通后，服务对象的姐姐和弟弟来到深圳，由宁养院主任主持家庭会议，协助家庭成员间的沟通，引导相互道歉、道爱、道谢、道别，消除误解，使双方冰释前嫌。

在多次的陪伴和疏导中，社会工作者用心聆听服务对象的需求，从沟通当中知道服务对象喜欢红色的衣服和白色裤子后，专门为服务对象去挑选合适的尺码，为临终提前做好准备。

服务对象清楚地知道自己的病情加重，所剩时间不多，希望在离开前可以剪个清爽的头发干干净净去到另一个世界，为此，社会工作者联系宁养义工为服务对象洗头剪发，完成心愿。

在宁养团队的"五全"服务照顾下，服务对象深受感动，表示为回馈社会关爱，决定捐赠遗体，用做医学研究，社会工作者联系红十字会，签署了器官捐赠志愿书，帮助服务对象完成心愿。

五、评估总结

（一）服务成效

（1）危机消除：首次家访当中，通过社会工作者的陪伴和亲情式的疏导后，服务对象情绪稳定，第二天社会工作者再次家访，给予情绪支持，最终使服务对象放弃自杀念头。

（2）镇痛治疗及症状缓解：经过宁养院的镇痛处理，服务对象 NRS 评分由

7分重度疼痛减至2分轻度疼痛，呕吐次数明显减少，夜晚能入睡，经护理服务后，身体清洁、皮肤完整，无压疮，生活质量明显提升。

（3）心理疏导及陪伴：通过社会工作者多次的沟通及陪伴，服务对象心中的内疚、无助、孤独、对死亡的恐惧和对家人的拖累感等不良情绪得到疏导。服务对象对剩余不多的时光有所规划，并诉说心愿。宁养团队的用心服务，也纾缓了服务对象儿子的不知所措和焦虑。

（4）经济支持：自接受宁养院免费的镇痛服务后，每月自费购买镇痛药的经济压力得到了极大减轻。

（5）分担照护压力：在宁养院提供服务的一个月里，宁养义工持续进行照顾服务，极大缓解了家属的照护压力。

（6）完成临终心愿：姐妹相见，诉说心中最真实的想法，消除误会；完成服务对象的心愿，请宁养义工为其洗头剪发，当服务对象看到自己的短发时，非常开心，并说好看；为服务对象购买其喜欢的衣服，并在她离世当天为她擦身换衣；为服务对象完成遗体捐献的心愿，使其成为遗体捐赠"深大医捐〔2019〕第34例，总第436例"的无语良师。

（二）结案评估

1. 服务对象评价

服务对象表示，自己的一生很坎坷，但在走之前没有遗憾，希望自己的身体可以促进医学的发展，并拉着社会工作者的手说："如果有来生，让我们做姐妹。"

2. 家属评价

服务对象的姐姐表示，原本想着大城市是一个缺乏爱、人情冷漠的地方，但让自己没有想到的是，在深圳一周的时间里，妹妹得到了意想不到的关爱，心中备受感动，希望好人一生平安。

3. 社会工作者评估

社会工作者始终尊重服务对象的意愿，并与其共同制订个案目标，使服务对象充分了解服务目标。接案前，社会工作者已经与服务对象建立了良好的关系，这也为个案的危机介入和良好的沟通打下了坚实基础。社会工作者与宁养团队解决了服务对象所面临的多种问题，主要发挥了协调者、陪伴者、支持者、资源整合者的作用，并且取得了明显的服务成效。但基金申请需要履行程序花费一定时间，而服务对象在临时救济申请尚未完成审批时即去世，故社会工作者对此感到遗憾。

在宁养团队的共同努力下，各种问题得到了有效解决，服务目标达成。服务对象因各器官衰竭于2019年9月14日安详离世，遗体成功捐献。

（三）专业反思

虽然宁养团队解决了服务对象诸多问题，但却也感受到患者儿子从小没在母亲身边生活所产生的隔阂感，虽在后期一直陪伴，却交流不多。在服务对象离世后，服务对象儿子也表示，看到母亲因疾病导致的痛苦，自己心里很难受，母亲走了，自己心里也会感觉空荡荡的，但会慢慢接受，毕竟自己一直在家里与奶奶生活在一起，和母亲一起生活的时间不是很长。

社会工作者呼吁关注留守儿童的身心健康成长，希望家庭、学校、社会多方面提供关爱。儿童时期的信任陪伴和沟通，有助于孩子健康成长以及成年后建立起良好的人际关系。

在日常的服务当中，我们也发现由于众多民众缺乏生死教育，对安宁疗护缺少认知并有一定的误解，使许多疾病末期患者带着遗憾离世。但可喜的是，深圳已成为全国第二批安宁疗护的试点城市，成立了深圳市生前预嘱推广协会，而深圳宁养院也成为深圳市安宁疗护临床实践带教基地之一。我们相信，安宁疗护通过政府的推进和社会各界的共同努力，会使更多疾病末期患者和家属面对死亡时，达到生死两相安。

参考文献

［1］李嘉诚基金会「人间有情」全国宁养医疗服务计划办公室．纾缓医学——晚期肿瘤的宁养疗护［M］．北京：高等教育出版社，2014．
［2］全国社会工作者职业水平考试教材编写组．社会工作实务（中级）［M］．北京：中国社会出版社，2015．
［3］隋玉杰．个案工作［M］．2版．北京：中国人民大学出版社，2019．
［4］李丽，张晓鹏．医务社工运用生命回顾疗法服务于癌末患者的探索［J］．现代养生，2018（4）：239-240．

让爱别留遗憾
——恶性肿瘤晚期患者的叙事治疗干预

青海大学附属医院宁养院　赵隆香

一、背景介绍

（一）个案背景

在日常服务中，会遇到这样的患者，当他们的生命进入倒计时，才发现自己还有想做的事却已来不及去完成。很多时候，患者对他人会使用礼貌用语，有礼有节，而对自家亲人却言辞苛刻，甚至毫无顾忌，最终伤人伤己。我们常常强调，要用心说出"谢谢""对不起"和"我爱你"，这是为感情保温，使爱不留遗憾的有效方式。本案例的服务过程中，社会工作者接纳服务对象的生活经历，并与其一起寻找到被忽视的积极经验，重新改写其生命故事。

（二）服务对象基本资料

1. 服务对象简介

服务对象李女士，34岁，大专学历，平面设计师，收入稳定，2015年10月确诊肺腺癌，患病后离开岗位在家，并开始信仰基督教，认为信仰能治好自己的疾病。服务对象的儿子5岁，其丈夫和婆婆以孩子还小、年幼无知为由有意对其隐瞒服务对象病情，但服务对象病情进展快，令家人很焦虑。

2. 家庭结构及支持系统

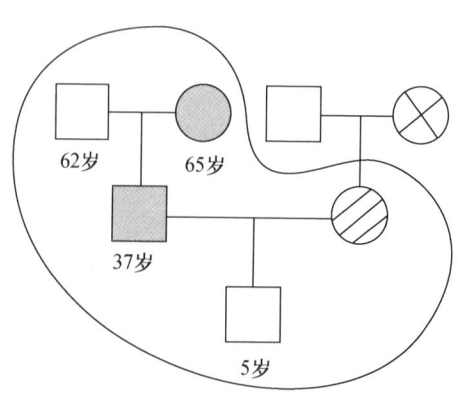

服务对象为独生女，与丈夫结婚后，感情甚好，其母亲病故多年，父亲身体健康。服务对象和婆婆同住但沟通不畅、关系微妙。服务对象病情较重，需要卧床。婆婆是主要照顾者，平时也负责接送5岁孙子上幼儿园。丈夫白天工作，晚上协助照顾。服务对象跟儿子关系很好，但是生病后交流少，服务对象喜欢安静，因此其亲朋好友只是偶尔来看望。服务对象信仰基督教，教友每周六、周日陪伴服务对象读圣经，唱基督耶稣歌。服务对象所在单位在其患病期间发放基本工资给予支持。

二、需求分析

1. 干预理论

叙事治疗模式，也称为叙说治疗，以日常对话为基础，从多方价值视角出发，重新审视社会工作者辅导过程中带来的辅导关系和辅导技巧上一些变化，通过"故事叙说"更能表达一些真实生活故事。叙事治疗能帮助社会工作者和服务对象反思、调整对生命的态度，明确生命抉择，重写生命故事。

2. 需求分析

（1）服务对象在生命尽头时，发现有好多想做却未能及时做到的事，需要协助服务对象了却心愿。

（2）照顾者在照顾中不知如何回应服务对象"身、心、社、灵"的压力，解除身体疼痛，让服务对象重新认识真我和触动心灵，得到社会及亲友的爱心和力量，得到内心的平静与安宁。

（3）服务对象完全不了解诊断和预后，感知拖累丈夫、焦虑不安，牵挂孩子今后的生活，且对婆媳关系存在危机感。

（4）服务对象对基督教较信赖，希望信仰可以治好自身疾病。

（5）服务对象从未对家人表达感谢，跟进服务中需要激发服务对象的决心和勇气，引导服务对象对至亲表达爱，减少服务对象及家属的遗憾，并提供预期性哀伤辅导。

三、服务计划

（一）服务目标

1. 总目标

服务对象末期身心安适，善终；家属无憾，善生。

2. 分目标

（1）为服务对象提供疼痛治疗、症状控制，提高服务对象生活品质。

（2）协助告知服务对象病情，使服务对象做好规划。

（3）促进婆媳之间良好沟通，缓解婆媳矛盾，改善关系。

（4）链接大学生义工资源为服务对象儿子提供生活支持，提高自理能力，并陪伴服务对象，缓解照顾者疲惫感。

（5）引导服务对象表达最后的愿望，并协助达成心愿。

（二）服务策略

首先，宁养医疗团队，围绕"身体疼痛"制订镇痛方案，建立信任关系，缓解服务对象"身、心、社、灵"层面的痛苦。

其次，引导服务对象与亲人相互表达，解除误会。

最后，协助服务对象完成心愿，别留遗憾。

四、服务实施

（一）第一阶段：建立信任的专业关系，发掘资源及优势

1. 主要目标

（1）帮助服务对象缓解躯体疼痛，并了解服务对象的心理、社会、灵性状况。

（2）社会工作者了解服务对象存在的问题，明确服务目标，建立合作。

（3）挖掘服务对象身边的资源及优势，建立自信；介绍宁养义工，陪伴服务对象儿子，辅导其学习。

2. 服务内容

宁养团队为服务对象提供有效的疼痛缓解方式，并逐步与服务对象建立信任的专业关系。宁养院根据服务对象的疼痛变化，及时调整镇痛治疗方案，并根据服务对象情况及时调整剂量，在 48～72 h 电话回访时，其 NRS 评分为 1～2 分，止痛效果明显。针对服务对象恶心呕吐的症状，医护团队指导相应的用药及护理，指导饮食及按压手腕内、掌横纹下三指处的内关穴，减轻症状；指导预防坠积性肺炎、便秘等的相关护理措施。宁养团队与服务对象的信任关系在这个过程中逐渐建立。

此外，宁养团队还了解了服务对象的心理、社会、灵性需求，社会工作者跟进

服务，了解服务对象基本资料，挖掘其资源，并安排义工介入服务。

（二）第二阶段：了解服务对象对病情的认知状况，改善家庭关系及沟通方式

1. 主要目标

评估服务对象对病情的认知；协调服务对象与婆婆之间的关系，促进沟通，建立和谐家庭。

2. 服务内容

社会工作者的理念是助人自助，先对家庭关系和沟通情况介入服务，使用倾听、同理方式厘清婆媳之间的一些误会，引导服务对象面对儿子尚小、丈夫和婆婆辛苦的现实处境。婆婆掌管家中事务，难以进一步了解服务对象需求。社会工作者向服务对象的丈夫了解其不愿意告知病情的原因，并通过家庭会议搭建平台，引导服务对象、丈夫和婆婆进行有效沟通。沟通期间，社会工作者通过叙事治疗的外化对话，帮助服务对象看到问题所带来的消极和积极的体验，协助服务对象与婆婆解除矛盾和误会，最后服务对象理解丈夫和婆婆的辛苦，坦诚交流，就善终达成共识，家庭氛围重回温馨。

（三）第三阶段：协助寻找资源，探讨抚养计划

1. 主要目标

为服务对象寻找资源给予协助，和家属一起探讨抚养计划。

2. 服务内容

通过5次家访，和服务对象及家庭建立良好关系，叙事疗法主要是鼓励服务对象针对问题对于行为、情绪、身体状况、人际互动、态度等的影响程度讲述出自己的生命故事，社工通过细节勾勒问题的影响，帮助服务对象了解问题的影响是有限的。通过对问题命名为服务对象带来控制感，对于人、事、物进行第一步选择，这种直截了当的方式，可以激发服务对象的信心，帮助澄清问题，使服务对象重新找回自己的力量。应用叙事治疗中的改写对话和重塑对话理论，有目的地重塑个体与生命中重要人物的关系，为服务对象解决问题提供新的切入点。

社会工作者邀请基督教牧师及工作人员上门探望服务对象，带了慰问金和保健品并做祷告。服务对象厘清对自己重要的事和人，能够坦然接受病情，用平稳心态对待。社会工作者通过家庭会议的方式，引导服务对象表达对年幼的儿子抚养的担忧，和家属一起探讨抚养计划。社会工作者鼓励服务对象及家属每晚陪伴孩子画

画。另外，社会工作者通过邀请服务对象的丈夫参加家属团体活动学习照护、沟通等知识，还提供门诊指导、电话咨询、探访等给予服务对象鼓励和支持。

（四）第四阶段：让爱别留遗憾，圆满结案

1. 主要目标

让服务对象的爱圆满，用另一种方式继续爱自己孩子和家人，社会工作者圆满结案。

2. 服务内容

探访服务对象疼痛 NRS 评分＜2 分，为轻度疼痛，服务对象病情处于平稳阶段。服务对象与社会工作者翻看其以前的照片，开展生命回顾，回忆过往的美好。社会工作者鼓励服务对象叙述其生命故事，服务对象分享每晚陪伴孩子一同完成的画作，叙述与孩子一起成长的故事。同时，其丈夫休假两个月给予服务对象陪伴照护。通过叙述治疗、生命回顾，服务对象感受到宁养之爱、家庭的和睦、儿子的乖巧懂事、丈夫贴心的陪伴。

至此，困扰服务对象的问题基本得到了解决，服务对象情绪稳定，服务目标达成，经与服务对象及其家属协商，予以结案。

五、评估总结

（一）目标达成情况

1. 服务对象层面

（1）服务对象体会到了自己的重要性和价值，改善了负面情绪，内心更为平和。

（2）服务对象感受到家人和社会的关爱，促进与家人情感的联结与互动。

2. 家庭层面

（1）服务对象在其丈夫、孩子及婆婆的陪伴和关爱中度过余生，获得亲情滋养与精神慰藉。

（2）服务对象家庭关系和睦。服务对象的"身、心、社、灵"状态相对和谐，家人能接受事实，坦然面对。

（3）服务对象与基督教教友建立良好互助关系，获得信仰支持，达到内心平静。

（二）结案评估

1. 服务对象评价

服务对象感谢宁养院帮助其解决身体的痛苦，在心理、精神上也提供了极大的支持，还组织家庭会议协作讨论和安排孩子的抚养问题，表示能与丈夫、孩子和婆婆一起度过余生，自己很满足，没有遗憾。

2. 家属评价

服务对象的丈夫诉说在其无助的时候，获得了宁养院的支持，家属小组学习及平日的照护指导也解决了他不知如何照护服务对象的苦恼，他认为为了爱人一切都值得。

3. 社会工作者评估

服务对象身心痛苦缓解，生活质量得到提升。服务对象临终前不仅获得了家人的爱与关怀，还妥善安排了自己和孩子的相关事宜，内心平和，最后服务对象与家属生死两相安。

（三）专业反思

叙事治疗方法强调过去的生活经验对于解决现有问题的意义，并从中找到解决问题的切入点。叙事治疗方法介入晚期恶性肿瘤患者宁养服务具有重要作用，它让服务对象看到话语的解释不是两个极端，而是可以有多元的方法。叙事疗法可以在消除服务对象内心冲突、舒缓心理压力、修复社会支持网络、提高生命末期生活质量等方面发挥作用。用叙事治疗方法帮助服务对象尽人生未尽之事、了无遗憾、安宁离世是宁养疗护的重要终极目标。运用叙事治疗知识方法，解决服务对象社会、心理、灵性问题，有助于服务对象和家属生死两相安。

参考文献

［1］李嘉诚基金会「人间有情」全国宁养医疗服务计划办公室. 纾缓医学——晚期肿瘤的宁养疗护［M］. 北京：高等教育出版社，2014.

［2］黄富国，王继红，靳瑞，等. 穴位埋线加耳穴贴压防治化疗引起的迟发性呕吐［J］. 中国临床医生，2006，34（9）：39-40.

［3］叶佩娟，毛晓芬. 足三里穴位贴敷联合穴位按摩内关穴对化疗所致呕吐的临床护理［J］. 中国中医药现代远程教育，2018，16（2）：125-127.

［4］郑荣寿，孙可欣，张思维，等. 2015年中国恶性肿瘤流行情况分析［J］. 中华肿瘤杂志，2019，41（1）：19-28.

［5］董鑫. 叙事治疗方法在个案工作中的应用——以李嘉诚基金会宁养项目为例［D］. 沈阳：沈阳师范大学，2015.

悦纳自我，丰富余生
——平凡晚癌女性活出有意义的余生

福建省立医院宁养院　翁智超

一、背景介绍

（一）个案背景

宁养患者多数已经完成了人生中绝大多数任务，处于人格发展八阶段中的成年后期，这一阶段的危机是自我完整与绝望期的冲突。许多晚期癌症患者经济条件差，劳碌大半生，且女性患者一生大多以儿女家庭为重，常常忽略自己的喜好需求。子女害怕患者经不起打击而选择隐瞒病情，患者和家属常常在猜忌和抱怨中产生不快，患者也因疾病和平凡的一生怀疑生命的意义。社会工作者需要反思如何让服务对象悦纳自我，肯定自我生命的意义，有质量地度过余生。

社会工作者在宁养服务中恰恰遇到这样的患者，服务对象罹癌后出现躯体疼痛，家属为其申请宁养疗护服务，希望得到宁养院的止痛治疗、护理指导以缓解不适症状。社会工作者的心理辅导与支持、义工服务，也能够减轻家庭负担，让患者平静舒适地走过生命最后一程。

（二）服务对象基本材料

1. 服务对象简介

林女士，78岁，小学文化水平，务农，结肠癌术后8年，宫颈癌术后5年，右下肢疼痛一年，因疼痛加剧，在本院就诊时得知宁养服务，故而申请宁养服务。入院时，服务对象完全不了解自己的诊断和预后情况，口服布洛芬缓释胶囊300 mg每12 h一次、加巴喷丁胶囊100 mg每12 h一次，NRS评分为7分，为重度疼痛，QoL评分为28分，评分等级为差，KPS评分为30分。

2. 家庭结构及支持系统

服务对象与丈夫育有两女一子，皆已成家，各自居住。儿子居住在服务对象家附近，时常会回家看望父母；女儿外嫁，都在外地，较少回家。服务对象丈夫很能干，非常关心妻子；儿子、儿媳妇也很关心服务对象，人手不够时，在村中请了一位阿姨，协助照顾患者，家庭气氛好，相处融洽。服务对象家是自建住房，家中有

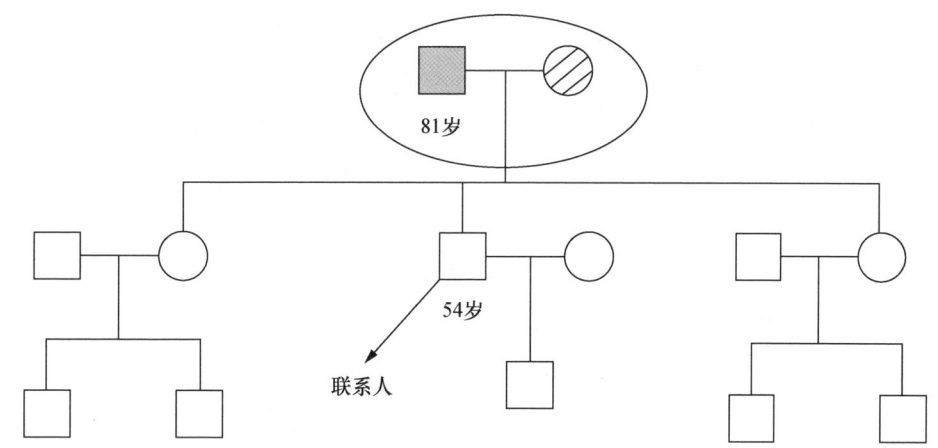

一个大院子，还养了几条狗，种了一棵龙眼树。

二、需求分析

（一）干预理论

布特勒（Butler）在1963年提出了人生回顾理论，认为有许多老年人在老年期的一个基本人格特征就是喜欢回顾往事，这种特征主要源于老年人的一种观念，认为自己已经日渐暮年，余日无多，因此，在心理上产生"人生回顾过程"。人生回顾是一种通过回顾、评价及重整一生的经历，使人生历程中一些未被解决的矛盾得以剖析、重整，从而发现新的生命意义的心理和精神干预措施。人生回顾作为一种改善老人、癌症患者、抑郁症患者的生活满意度、自尊、抑郁的方法，对于减轻老年人的抑郁症状、提高生活满意度、提升幸福感、改善生活质量等有重要意义。

（二）需求分析

1. 身体方面

（1）疼痛严重：服务对象重度疼痛，右下肢刺痛闷痛持续24 h，且在体位变化时加重，入睡困难，影响正常生活。

（2）其他躯体不适症状：服务对象有高血压，甲状腺功能减退，食欲不振，便秘，双下肢水肿，双膝关节退行性改变，右侧膝关节炎，双下肢静脉曲张等症状，行动不便，需要坐轮椅及他人贴身照顾。

2. 心理方面

服务对象完全不了解自己的诊断及预后，儿子考虑父亲年迈体弱，行动不便，母亲重病，而自己又要兼顾事业及家庭，着实忙不过来，便为父母请了一位同村阿姨作为保姆负责照顾服务对象的生活。服务对象认为请保姆花费太多，担心儿子经济压力过大，责怪丈夫没有本事；平时与丈夫在家，家人间沟通较少，服务对象感到无人理解、孤独，人生没有意义。

3. 社会支持方面

服务对象的支持系统尚可，与丈夫一同居住，主要支持来源于丈夫及子女。但服务对象对丈夫多有责备，儿子、女儿工作忙碌，且有自己的小家需要照顾，无法时时陪伴在身边，日常只有丈夫和保姆进行贴身照顾。

服务对象行动不便且右下肢疼痛，需要坐轮椅出行，故社交范围小。

三、服务计划

（一）服务目标

1. 总目标

服务对象身心舒适，与家属之间"四道人生"，彼此无憾。

2. 分目标

（1）个人层面

- 缓解疼痛及其他不适症状，使服务对象身体舒适。
- 引导服务对象接纳现实，坦然面对疾病所带来的痛苦。
- 协助服务对象寻找生命意义，激发对生活的热情与希望。

（2）家庭层面

- 改善服务对象对丈夫的看法，增进其对丈夫的理解和反向关怀，促进彼此的情感交流。

（二）服务策略

首先，宁养医疗团队成员围绕患者的躯体状况制订个性化的止痛方案，缓解服务对象身心灵社层面的痛苦，建立信任关系。

其次，了解服务对象家庭经济收入及经济情况，协助其申请必要的社会救助，缓解其经济困难。

再次，促进家属进行病情告知，让服务对象了解自己目前的状况，制订临终关怀计划。

从次，运用生命回顾改善服务对象与丈夫的关系，促使服务对象反向关怀丈夫，促进夫妻关系融洽。

最后，通过生命回顾以及义工陪伴与服务，丰富服务对象生活，减少其孤独感，让其感受生命的意义。

四、服务实施

（一）第一阶段：缓解躯体不适症状，提高生活质量

1. 主要目标

宁养医疗团队服务缓解服务对象躯体症状，建立信任关系，了解服务对象基本情况并进行跟进服务。

2. 服务内容

首次家访，服务对象疼痛严重，首次家访服药后 NRS 评分 4 分，医生给予盐酸羟考酮缓释片、盐酸吗啡片、布洛芬缓释胶囊、加巴喷丁胶囊，进行联合用药，用药后患者疼痛得到控制，NRS 评分 0～1 分，睡眠改善，并根据病情不断调整用药。宁养院医护人员对服务对象出现的双下肢水肿、便秘等症状进行护理指导；对其日常饮食给予指导，改善食欲；指导其丈夫翻身摆位，预防压疮出现。由此，宁养院与服务对象及家属建立了信任关系，便于深入了解服务对象个人及家庭的基本信息以及需求，进行跟进服务。

（二）第二阶段：协同家属进行病情告知，制订临终关怀计划

1. 主要目标

了解服务对象的需求，协同家属进行病情告知。

2. 服务内容

（1）了解服务对象家庭情况，提供符合其家境的救助信息。由于服务对象尚不知病情，因此，社会工作者与家属沟通协商，指导和鼓励家属在合适的机会下，运用反问、肯定、给予希望等技巧逐渐告知服务对象病情。服务对象得知病情后及时对其情绪进行反馈和支持，与家属一同规划接下来的生活重点，制订临终关怀服务计划。

（2）社会工作者通过家访、示范、团体活动以及宣教资料，鼓励服务对象遵医嘱及护理指导，规范用药并及时处理躯体不适症状，补充营养；指导家属和保姆学习照顾服务对象的技巧和方法，掌握沟通知识，以便达成有效沟通。

(三) 第三阶段：与丈夫和解，融洽夫妻关系

1. 主要目标

改善服务对象夫妻关系，开展生命回顾，促使服务对象与家人互相道谢、道爱、道歉、道别。

2. 服务内容

（1）服务对象认为儿子在村里请人协助照顾，增加了儿子的家庭支出，觉得浪费，感到愧疚。社会工作者让儿子知晓服务对象心结，引导儿子与母亲沟通，倾诉了母亲对家庭的付出及对子女的教导，最终让服务对象接受儿子的反哺和孝心，感知自己的重要性和家人的爱。

（2）服务对象抱怨嫌弃丈夫无用，经深入沟通，引导服务对象宣泄对丈夫的意见，寻找产生不满情绪的根本原因，促进服务对象了解自己的情绪来源，鼓励服务对象接纳自我的情绪，认识到丈夫的优点，由此建立信任机制，从而促进服务对象和丈夫建立强关系联结，有助于服务对象和丈夫及安宁疗护团队的合作与互动，获得强灵性联结，共同解决服务过程中的问题。同时使用探访时拍摄的照片，让服务对象感知丈夫对其的关爱和深情，鼓励服务对象回顾过往的美好，并逐渐邀请丈夫加入，鼓励夫妻二人沟通，交流彼此感受、表达彼此的期待、澄清相互的需求，促使丈夫理解、同理、接纳妻子目前的感受，接受夫妻间特殊的交流及表达爱的方式，肯定夫妻双方对家庭和彼此的付出与努力。

（3）社会工作者陪伴服务对象进行生命回顾，通过回忆服务对象曾经与丈夫相互扶持养育子女的过往，与丈夫建立并维持和谐的关系。协助服务对象整理在世的人际关系，过往对丈夫的不满和愤怒能够释怀，鼓励服务对象和丈夫之间表达谅解、宽恕、爱以及被爱，回忆生命中正向以及负向事件，对自己的生命进行重新整合，促进与家人的沟通，探索生命意义，解决内心的冲突和矛盾，接纳现在的生活和状态。

（4）社会工作者促进服务对象与丈夫、孩子间进行言语、行动及肢体上的道谢、道爱、道歉、道别，倾诉心愿，调动和强调亲情，家人协同丰富服务对象日常生活留下美好回忆，让服务对象知道有人愿意与她为伴，为她分担。

(四) 第四阶段：做感兴趣的事，寻找生命意义，激发对他人的爱

1. 主要目标

根据服务对象的爱好，组织、安排系列活动，让服务对象享受当下生活，感知

生命的意义。

2. 服务内容

服务对象在前三个阶段的服务下，逐渐与社会工作者和义工建立起信任关系。服务对象是一名文艺爱好者，热爱唱歌、拉二胡。社会工作者安排有特长的义工每周探访陪伴服务对象，做服务对象的忠实观众，鼓励服务对象表达自己的喜好和兴趣；义工学习服务对象喜爱的歌曲《洪湖水》并为其二胡伴唱，或是弹吉他与服务对象合奏，为服务对象写贺卡，呈上新年祝福。社会工作者与家属商议为服务对象举办一场音乐会，邀请村中会乐器的老人一同参与，陪伴服务对象完成年轻时未完成的心愿，将自己的兴趣爱好与长处充分发挥，并拍摄视频留念；制作服务照片及影集与服务对象分享服务以来的点点滴滴，感受生命的意义；将拍摄的照片留给家人作为珍贵的礼物及回忆。

在持续的陪伴、鼓励、支持下，服务对象不仅改善自身情绪，增加生活的兴趣，与家人相处融洽，更将自己心中的大爱和关怀传递给义工和医务人员，感谢宁养院医务人员的帮助，祝福社会工作者和义工，还叮嘱关怀义工照顾好自己的身体，孝顺父母，好好学习，将来回馈社会。

五、评估总结

（一）服务成效

1. 个人层面

（1）服务对象疼痛缓解，症状控制，接受宁养服务后 NRS 评分 0～1 分，身体舒适。

（2）服务对象能够接纳疾病所带来的痛苦，调整状态坦然面对。

（3）服务对象改善了与丈夫的关系，与家人互动沟通，家人间"四道人生"不留遗憾。

（4）通过做有趣的事，回顾生命的美好，服务对象找到生命的意义，激发对生活的热情与希望。

2. 家庭层面

（1）服务对象夫妻关系和解，认可双方，在亲情陪伴下安然度过最后的生命时光。

（2）服务对象的"生命故事书"、家人日常陪伴服务对象的照片、音乐会拍摄的视频等，给家人留下珍贵回忆，服务对象与家属生死两相安。

（二）结案评估

1. 服务对象评价

服务对象表示，自身疼痛得到控制，其他躯体不适症状缓解，得到家人、医务人员和义工的关心和支持，做了自己想做的事情，感恩而知足。

2. 家属评价

家属表示，服务对象遇到的各种各样的问题，向宁养院提出后都得到了圆满解决，服务对象在宁养医疗服务关怀与支持中度过人生的最后的宝贵时光，没有痛苦，没有遗憾。

3. 社会工作者评估

服务对象疼痛控制，躯体症状缓解，生活质量提高。

服务对象与家人相互关爱，四道人生，患者与家属生死两相安。

服务对象与家人一同商议后事，在生命最后阶段，能够发展并享受自己的兴趣爱好，生活中有音乐，有社交，对他人有爱有期待。

（三）专业反思

1. 人生回顾疗法对晚期癌症患者具有积极的作用

服务对象通过回顾、评价自己的童年、青年、中年以及老年的重要事件，重整一生的经历，使人生历程中一些未被解决的矛盾得以被剖析、重整，看到自己对家庭、对丈夫、对孩子的重要性，从而发现新的生命意义，发现丈夫和家人的美好，展现自己对家庭和子女的付出。服务对象经由生命回顾之旅放下了对丈夫的不满、对儿子的愧疚，接受当下。

需要留意的是，生命回顾法及临终关怀计划首先应建立在患者疼痛缓解、躯体不适症状得到控制、感觉舒适的情况下，进而服务对象必须知晓病情，并作为生命回顾及临终关怀计划的主体。

2. 注重义工力量的加入

服务对象虽然有子有女且老伴陪伴在身边，但是子女已经成家，丈夫忙于家庭琐事无法深入了解服务对象深层次的需求和对高质量陪伴的渴求，社会工作者及时发现服务对象的需求并及时引入义工服务，义工作为宁养服务的补充和延伸，给予了许多符合服务对象期待的陪伴，同时也让服务对象及其家属感受到社会的关爱和支持，感受到自己并没有被社会抛弃。

参考文献

［1］叶梦华，徐敏．人生回顾疗法在癌症患者中应用的研究进展［J］．中华现代护理杂志，2021，27（4）：543-547.

［2］REN Z M，BUECHE D，REICHMUTH O，et al. Forgiveness and reconciliation processes in dying patients with cancer［J］. Am J Hosp Palliat Care，2020，37（3）：222-234.

［3］姜楠．缅怀治疗法：正确面对负面情绪［J］．中国老年，2019（4）：64.

［4］韦宇坚，杨润莲，邓智华．理性情绪行为疗法对抑郁症患者希望水平、负性情绪及应对方式的影响［J］．齐鲁护理杂志，2021，27（15）：101-103.

［5］康宗林，黎莹，王京娥．安宁疗护中嵌入性灵性照护建构［J］．医学与哲学，2019.40（19）：12-16.

［6］吴新，邓涤，赵运香，等．宁养患者的灵性困扰调查［J］．药品评价，2012，9（12）：25-28.

［7］吉晓玲．生命回顾对晚期癌症患者自尊、生命意义、生活质量的影响［D］．太原：山西医科大学，2016.

［8］肖惠敏，邝惠容，彭美慈，等．晚期癌症患者人生回顾干预措施的构建［J］．中华护理杂志，2010，45（7）：631-633.

［9］于玲，蒲丽丽，林乐辉，等．人生回顾干预对晚期癌症患者生活质量影响［J］．护理学报，2014，21（8）：70-71.

转念，生命的雾霾烟消云散
——恶性肿瘤晚期患者临终反向关怀

南昌大学第一附属医院宁养院　康宗林　王京娥　黎莹　李梦倩

一、背景介绍

（一）个案背景

在中国传统孝道文化背景下，"好死不如赖活"表达了家属对患者的不舍之情，更重要的是家属希望通过竭尽全力医治患者，避免背负"不孝"罪名。这样做的结果是家属为了尽量规避自己可能面临的道德审判而不重视患者对治疗的自主选择。这也使家属成为临终关怀服务的主体，患者处于被动接受的客体位置，也处于道德弱势的地位。在由家属及专业团队为主体单向给予患者爱与关怀以及患者为客体被动接受的沟通模式中，家属及专业团队给予患者的爱与关怀愈多，患者就愈发觉得自己是家人的负担，感觉拖累家人，内心对家人及专业团队的愧疚之情就愈发强烈，这将导致患者生命无价值感增加，丧失生活的意义，甚至出现轻生自杀的情况。

南昌大学第一附属医院宁养院就宁养服务在当今社会所面临的挑战，提出"临终反向关怀"概念，并提出临终反向关怀"知、情、意、行"模式，呼吁学者及实务工作者从新的视角审视宁养社会工作专业服务。本案例为2014年江西省教育厅课题"临终反向关怀在宁养疗护中的应用研究"所干预的个案之一。

社会工作者在探访中发现一位患者抱怨之前的主治医生延误了自己的病情，喋喋不休，家人不知道如何劝说，经过初步交流，发现服务对象在与家人的互动中失去主体性，于是社会工作者接案，并从临终反向关怀视角开展服务。

（二）服务对象基本资料

1. 服务对象简介

服务对象徐先生，65岁，小学文化程度，无宗教信仰，城镇化失地农民，鼻恶性淋巴瘤，完全知晓病情及预后，接受宁养服务时，QoL评分35分，评分等级为一般；KPS评分50分，已自服硫酸吗啡缓释片30 mg每12 h一次，NRS评分2分，为轻度疼痛。服务对象抱怨之前的主治医生延误确诊时间，影响病情治疗，喋喋不休。家属不知如何劝说，寻求社会工作者帮助。

2. 家庭结构及支持系统

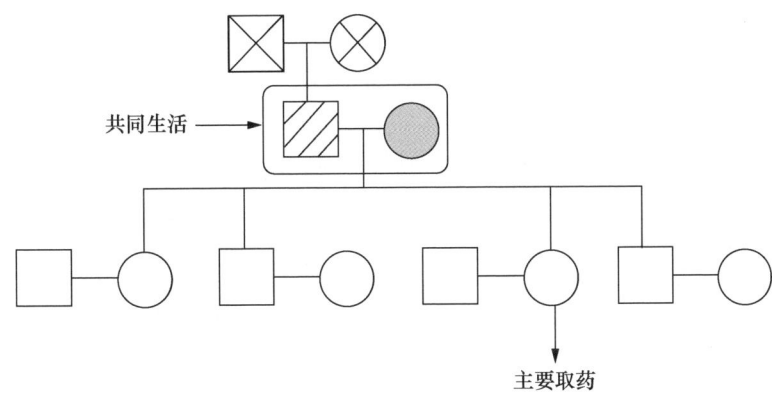

服务对象与妻子育有两儿两女，儿女均已成家，且孙子已生育孩子，其家庭是一个四世同堂的大家庭，谈到此处，他总是会露出很满足的笑容。

因为城市的发展，原来村子划入市区的范围，服务对象土地被征用，成为失地农民，在现居住地被分配了安置房，与其儿女同住在一个小区。服务对象由于身体不便，与妻子居住在一楼的储物间，由妻子照顾为其特制食物、果蔬汁等。儿孙辈都会在下班或放学回来后看望服务对象。小区的住户基本上全是原来村庄的居民。服务对象患病前与村民的关系很好，邻居之间都会相互照顾。但服务对象患病后，对于医生没有及时确诊并提供治疗而产生抱怨情绪，无法接纳自身疾病，从而自我封闭，不愿到小区活动。

二、案例分析

（一）干预模式：临终反向关怀"知、情、意、行"干预模式

临终反向关怀指临终者在亲友及专业照顾团队的协助下对亲友、专业照顾团队、爱心人士怀感恩之情，知道应如何给予反馈，愿意并采取行动对他们给予反向关怀，获得心理、灵性的联结与互动，达到临终者善终、家属善别的目标，这是对临终者实施临终反向关怀最大的激励。

临终反向关怀"知、情、意、行"模式认为，临终反向关怀行为由"知、情、意"三要素构成（表1），他们影响行为，同时也反作用于临终者的需要和动机。"知"即认知，指对行为方法及目标了解，并知道如何做；"情"即情感、情绪及情景，指具有反向关怀的情绪状态，有需要表达的情感需求，同时具备反向关怀表

达的情境;"意"即意志,指具备反向关怀的决心和勇气。受患者个体差异的影响,患者的临终反向关怀水平可划分为主我、立言、立功、立德四个维度,而具体的临终反向关怀方法可分为:言语反向关怀、行为反向关怀、物品反向关怀和精神反向关怀。

表1 临终反向关怀"知、情、意、行"干预模式

临终反向关怀要素	知	情	意	知+情	知+意	情+意	知+情+意
临终反向关怀行为表现	≠行	≠行	≠行	容易时=行 有困难时≠行	条件具备=行 条件不具备≠行	具备方法=行 缺乏方法≠行	=行
临终反向关怀行为诊断				知道反向关怀亲友的途径,又具备反向关怀亲友的环境与条件,但缺乏行动的决心和勇气	知道反向关怀亲友的途径,又具备付诸反向关怀行动的决心和勇气,但缺乏行动的环境或条件	具备反向关怀亲友的环境与条件,又具备付诸行动的决心和勇气,但不知道具体的方法	
临终反向关怀干预	+情 +意	+知 +意	+知 +情	+意:给予激励、刺激强化,使临终者愿意付诸反向关怀行动	+情:帮助其优化心理环境,并为临终者创造临终反向关怀的外部环境条件	+知:要给予临终者多种指导,并重视"知"的针对性引导	

(二)临终反向关怀"知、情、意、行"干预模式的需求分析

临终反向关怀"知、情、意、行"干预模式诊断显示,在"知"的方面,服务对象受疾病的困扰,对治疗的经历耿耿于怀,抱怨、封闭自我,忽视与家人的互动,不知道关怀家人的方法。在"情"方面,服务对象家人关系和睦,家人照顾细致周到,服务对象具备临终反向关怀的外部情境,但服务对象当前耿耿于怀、抱怨的情绪状态使其不具备临终反向关怀的内心情境。服务对象希望改变当下的状态,但不具备付诸反向关怀的决心和勇气。

引导服务对象与家人改变当前的状况,让服务对象成为主体,并付诸反向关怀行为是核心。从当前临终反向关怀行为临床诊断评估结果来看,跨专业宁养团队需要为服务对象提供的支持如下:

(1)提供反向关怀认知指导:帮助服务对象认识疾病,学习与家人互动、给予

家人反向关怀的方法。

（2）优化其内外情境：首先优化服务对象外部情境，帮助服务对象有效控制身体疼痛，获得饮食、便秘护理指导等舒适护理，消除身体的痛苦给内心带来的困扰；同时促进其家庭沟通与支持、适度的社会交往活动，营造对其实施反向关怀有利的家庭氛围。其次，优化服务对象的内心情境，让服务对象接纳疾病、接纳自我，对过往的事情学会释怀，坦然面对，活在当下。

（3）给予反向关怀意愿支持：引导、鼓励并支持服务对象获得反向关怀家人的意识，并给予激励和强化，协助处理影响其反向关怀实施的阻碍，使其获得付诸反向关怀的决心和勇气。

三、服务计划

（一）服务目标

1. 总目标

服务对象消除内心的芥蒂，获得身、心、灵安适，善终；家属无憾，善别；公众敬畏生命，善生。

2. 分目标

（1）服务对象层面

- 纾缓服务对象的负面情绪。
- 引导服务对象接纳疾病，坦然面对。

（2）服务对象家庭层面

- 改善服务对象与家人之间的互动关系。
- 协助服务对象改变精神状态，给予家人精神反向关怀。

（3）公众层面

- 引导和鼓励服务对象制作"旅行笔记"讲述自我的生命历程，给予社会公众精神榜样，引导公众"善生"。

（二）服务策略

（1）联合医疗团队为服务对象制订个性化的止痛治疗方案，缓解服务对象身体层面的痛苦。

（2）社会工作者探访，运用"冰山理论"及冥想放松方法，纾缓服务对象的情绪，引导服务对象感受自我，接纳疾病。

（3）跨专业宁养团队（包括义工）为服务对象提供"身、心、社、灵"全人关护服务。

（4）服务对象获得有效止痛、舒适护理及全人关护后，逐步引导其参与宁养服务，给予家人临终反向关怀，制作"旅行笔记"，为家人留下珍贵的礼物。

（5）宁养团队根据服务对象的生命故事制作旅行笔记视频资料，引导公众树立善生理念；邀请艺术治疗师根据服务对象的生命故事创作艺术作品，给予公众生命教育。

四、服务实施

（一）第一阶段：服务评估，建立专业关系

1. 主要目标

宁养医疗团队控制躯体疼痛，了解服务对象个人社会、心理、灵性状况，评估转介社会工作者跟进。

2. 主要服务内容

宁养院医生就服务对象主诉的疼痛情况，NRS 评分 2 分，为轻度疼痛，跟进疼痛治疗"三阶梯"用药原则，给予服务对象硫酸吗啡缓释片 30 mg 每 12 h 一次口服止痛治疗，疼痛控制满意。护士就服务对象反馈的左侧头痛、食欲减退及便秘问题给予相应的护理指导，使服务对象在第一时间疼痛缓解，舒适度提升，服务对象与宁养院建立信任关系。在进一步的交流中，宁养院医疗团队了解到服务对象对疾病无法接受，抱怨医生没有及时确诊，延误治疗。医护指导家属联系宁养社会工作者给予支持。

（二）第二阶段：释怀往事，接纳自我，乐对生活

1. 主要目标

提供心理、灵性支持，纾缓服务对象压力，引导其接纳疾病，坦然面对。

2. 主要服务内容

（1）2016 年 2 月 24 日探访：社会工作者与医生和护师出诊探访服务对象，提供心理疏导与灵性照顾。

见到服务对象时,他坐在床上,背靠着墙,右手抚着右脸,接着满腔怒气诉左侧头部疼痛,近日止痛效果不佳,希望可以增加镇痛药剂量。家属告知工作人员,服务对象对医疗的诊断耿耿于怀,见人就抱怨,不愿多到小区散步。家人也无可奈何,不知道如何开导他。

社会工作者给予服务对象同理、支持,运用萨提亚"冰山理论",逐步引导服务对象感受自己的感受,体验感受背后的感受、期待等,倾听其生命故事。

社会工作者征得服务对象同意,坐在他的床边,接着服务对象就开始讲述医生的治疗过程,抱怨医生没有及时诊断……

社会工作者:医师的延误诊断让您很气愤,您觉得早些诊断,可以早期治疗,情况会更好(给予服务对象接纳与同理)。

服务对象:是的,早点治疗就好了。

社会工作者:结果已无法改变,我看到您现在很气愤,很不舒服,您是否愿意跟着我做几下深呼吸调整下(服务对象没有拒绝)。

于是,社会工作者用手机播放冥想放松的音乐,让患者闭上眼睛,跟着节奏调整呼吸,引导服务对象体验当下愤怒的情绪下自我身体的反应、心理的感受、精神(灵性)状态,以及这些变化下自己与家人的互动、在小区与村民一起相处的情景,进而引导服务对象反思当下的状态,鼓励其做出改变。冥想放松结束后,社会工作者引导服务对象分享冥想的过程,并体验自己愤怒时身体的感觉。

服务对象:我的感觉很不好,浑身难受。

社会工作者:是的,您的身体很难受,事情已经发生了,没有办法改变了,而愤怒的情绪是您可以控制的,您可以让自己的身体不再那么难受。

服务对象沉默,给予服务对象片刻沉默等待。

社会工作者:徐叔叔,遇上这样的事情确实让您受委屈了,我这里有一个 MP3 播放器,有台湾著名的许医生的讲座,其中有讲如何认知疾病,调整自己的身心灵状态,现在我们一起来听一段可以吗?

服务对象(没有拒绝,看着 MP3 播放器,犹豫片刻):可以。

许医生的讲座观点新颖,服务对象被吸引住了,听的时候非常投入,对许医生的观点有共鸣时便不由地点头。社会工作者借助讲座引导服务对象重新审视疾病与自我,引导服务对象转念、放下执念,学习爱自己,并用自己的行动反向关怀家人,享受四世同堂的天伦之乐(图1)。

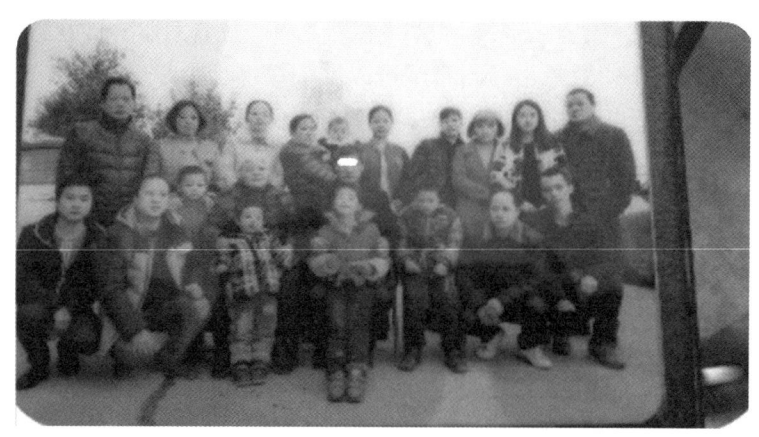

图1 服务对象全家福(四世同堂)

(2)2016年2月25日—3月8日家属支持:社会工作者在服务对象的家属来宁养院的时候,了解服务对象在社会工作者2月24日探访辅导后的变化情况。家属诉服务对象在社会工作者辅导后,情绪和心态改变了很多,他很喜欢MP3,有时间就会拿着MP3听里面的讲座,情绪方面对于医生的诊断事情抱怨少了很多。社会工作者指导家属在服务对象改变的同时,给予相应的支持,肯定其改变,尤其是陪伴服务对象做当下想做的事情、开心的事情,活在当下,对过往的事情释怀。

(3)2016年3月9日家访:社会工作者再次家访,服务对象坐在一楼家中客厅看电视,同时座位边上放着社会工作者送的MP3,正在播放讲座,其情绪平静、表情轻松。见到宁养院工作人员到来,服务对象连忙起身招呼,脸上充满笑容(外部状态较正向改变)。

服务对象称赞MP3播放器里面的讲座非常好,他非常喜欢,听了里面的讲座有很多的启发,感谢宁养院送的礼物。其妻子非常开心地对宁养院工作人员表示,经过上次开导后,服务对象心情好多了,有时间就会听MP3里面的讲座,天气好时会到小区散散步(表明其内心开始接纳疾病,愿意回归正常社交生活)。虽然服务对象还会念叨着医生没有及时帮助他确诊,延误治疗,使当下的生活受到了限制,但是语气较为平和。他告诉宁养院的工作人员,听了MP3的讲座,回想了下自己生病后的状态,现在看开了,痛苦是自己给的,自己可以让自己过得开心点(服务对象开始转念,为自己的生活做积极转变)。社会工作者给予其接纳和肯定,肯定其积极的思考,鼓励其为自己的生活做计划和安排,做当下感兴趣的、力所能及的事情,让自己的生活开心、丰富和精彩。

社会工作者与服务对象已建立信任关系,服务对象分享了很多他的经历及感悟,社会工作者鼓励其珍惜四世同堂的宝贵时光,与孙子、曾孙等分享自己过去的经历与感悟。社会工作者为服务对象介绍"旅行笔记",并鼓励他为自己的人生经历制作一份"生命旅行笔记",作为一份特殊的礼物留给家人,宁养院安排义工协助其完成,服务对象表示可以试一试。随后,社会工作者为服务对象安排义工探访服务。

(三)第三阶段服务:讲述生命故事,制作"旅行笔记"

1. 主要目标

提供社会支持,实施临终反向关怀干预,引导和鼓励服务对象制作"旅行笔记",给予家人物品及精神反向关怀。

2 主要服务内容

社会工作者为服务对象安排宁养院江西师范大学义工小组义工给予其陪伴支持,协助其制作"旅行笔记"。义工通常保持1周或2周一次探访,陪伴服务对象在小区散步,倾听他讲述其人生经历和故事。服务对象能平静地跟义工分享自己"被"延误诊断的经历。社会工作者指导义工在探访中按步骤协助服务对象制作"旅行笔记",协助评估服务对象的社会-心理-灵性状态。在后续宁养院医生、护士的探访中,服务对象及其家属反馈对义工服务表示满意,感谢义工的陪伴。

同时宁养院安排"暖心行动"义工开展"温暖生命"探访,给予服务对象陪伴和鼓励(图2)。

宁养院义工和服务对象共同整理相关资料,帮助服务对象记录人生故事,完成了"旅行笔记"视频制作①。在义工陪伴和鼓励下,服务对象愿意走出家门,到小区散步,一边散步,一边聊自己的经历和人生故事,逐渐能以平常心生活。

在宁养院医生、护士、社会工作者及义工组成的团体提供"全团队"照顾后,2016年6月7日探访评估时,服务对象的QoL评分为42分,为"较好"生活质量水平,之后维持这一水平。

---

① 视频网络地址:http://www.hospice.com.cn/album_index.aspx?id=6124

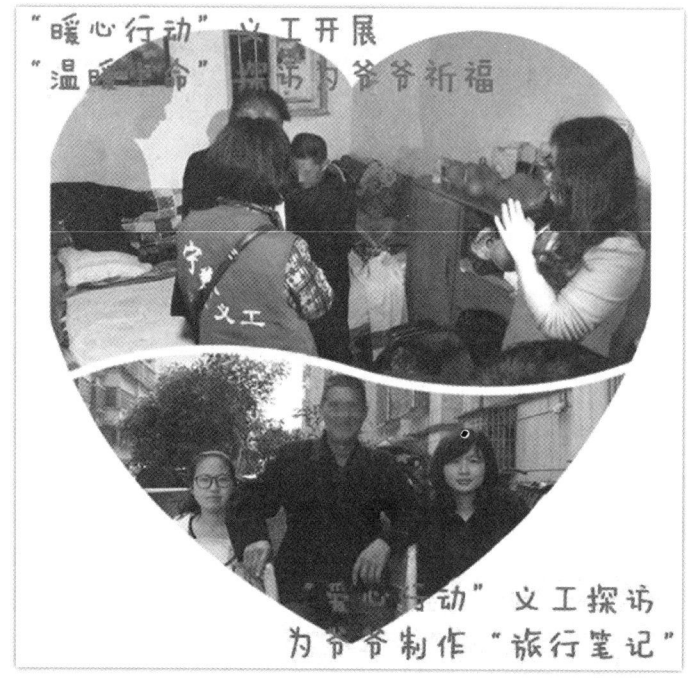

图 2 "暖心行动"义工开展"温暖生命"探访

(四)第四阶段服务:结案及跟进服务

1. 主要目标

以案例为背景,邀请艺术治疗师创作漫画,给予公众善生教育、生命教育。

2. 主要服务内容

李嘉诚基金会「人间有情」全国宁养医疗服务计划办公室,邀请表达艺术治疗师黄筱芬(ANZATA)[①]为此案例创作宁养漫画《如何选择》[②],详见图3。

五、评估总结

(一)服务成效

经过南昌大学第一附属医院宁养院医护社及义工等跨专业团队合作,服务对象

---

① ANZATA 的全称为 The Professional Association for Arts Therapy in Australia,New Zealand and Singapore

② 宁养漫画出处:http://www.hospice.com.cn/news.aspx?id=5833&fid=

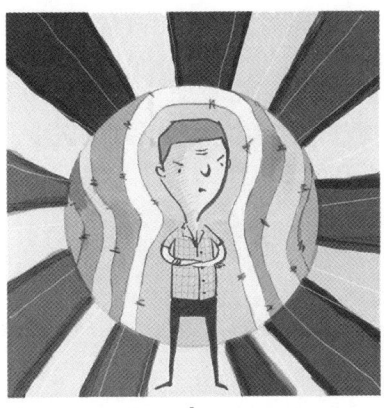

1
你可以选择：满腔怒气，耿耿于怀之前的医生没有及时确诊疾病，延误了治疗

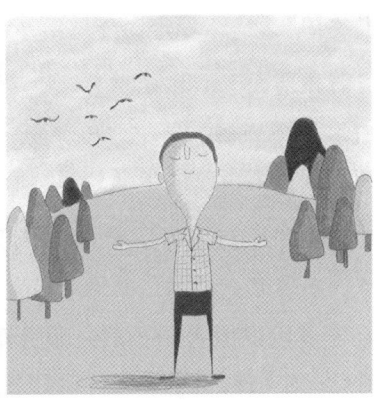

2
或选择宽恕给自己延缓医治的医生，放下愤怒、学习释怀

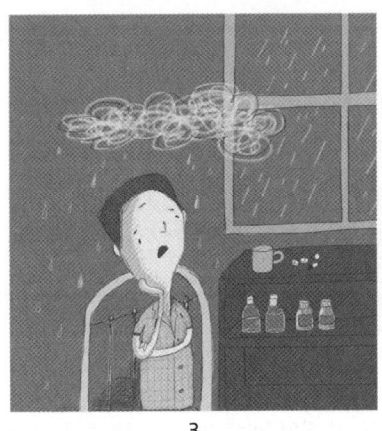

3
你可以选择待在家里，向家人抱怨自己的病

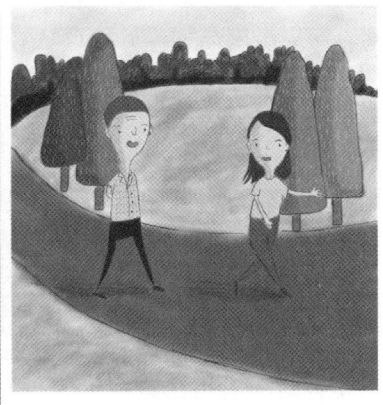

4
或选择认识病情、自我接纳。重新开始社交活动，修复与家人的关系

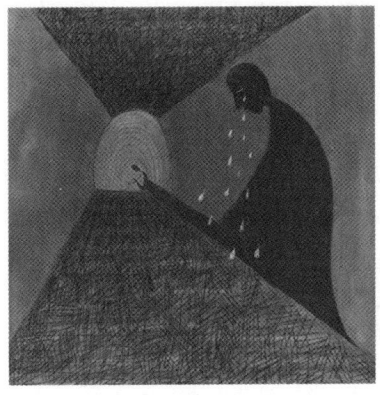

5
你宁愿活在生命的雾霾里？

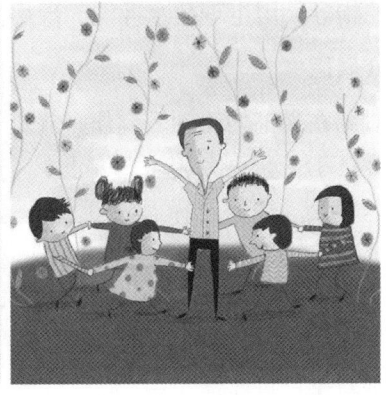

6
或活在阳光灿烂的日子中

图 3　宁养漫画《如何选择》

获得"全人关护",情绪稳定,能够给予家人反向关怀,关系改善,服务目标达成。

1. 服务对象层面

(1)服务对象的负面情绪获得纾缓,宽恕了之前给自己看病的医生,不再抱怨和耿耿于怀,调整了自己的生活状况,心态开朗。

(2)服务对象不再因为疾病而封闭自己,能够接纳疾病,走出家门,在小区散步,与邻居聊天交流,社会交往恢复。

(3)在宁养院的服务干预后,服务对象 QoL 评分逐步提高,2016 年 6 月 7 日后进入"较好"生活质量水平,并维持这一水平。

(4)服务对象疼痛缓解满意,镇痛药剂量稳定,并逐步减少,身心灵状态改善,最后不感疼痛,停服镇痛药,从宁养院出院。

2. 服务对象家庭层面

(1)服务对象与家人之间的关系改善,家人可以与服务对象轻声交流,谈论疾病等话题,服务对象与孙子、曾孙之间互动,享受祖孙情的幸福。

(2)服务对象转念,开始以乐观积极的心态生活,与家人互动,从精神层面给予家人精神反向关怀,同时为自己做了一份"旅行笔记",在其中留下自己对家人的祝福、叮嘱,用一份特殊的礼物反向关怀家人,家人对服务对象的"旅行笔记"称赞。

社会工作者结案后每个季度给服务对象家属电话回访,服务对象女儿诉服务对象精神状态很好,食欲和正常人接近,基本不感到疼痛,无须服用镇痛药,平时生活自如,会自己到处走走,只是鼻腔伤口不时会有血丝,不过按照之前宁养院医生、护士的指导,用生理盐水冲洗,现病情稳定,未出现恶化。

3. 公众层面

服务对象在义工的协助下制作"旅行笔记"讲述自我的生命历程,给予社会公众精神榜样,引导公众"善生"。同时,宁养院邀请表达艺术治疗师根据案例故事创作了宁养漫画《如何选择》,并通过公众号平台、宁养网站向公众推送,给予公众生命教育。

(二)结案评估

1. 服务对象自我评价

服务对象对宁养院工作人员及义工服务表示非常满意,不仅帮助其有效控制疼痛,减轻了身体的痛苦,还在精神上给予其支持和开导,使其接受了疾病,心情开朗了。自己会到小区散步,与邻居聊天说话很轻松、愉快,在义工的帮助下做了一份自己的"旅行笔记",很满意,很开心,现在病情稳定,可以不用镇痛药。

2. 服务对象家属评价

服务对象家属诉,服务对象在宁养院的服务及义工的支持后,情绪发生很多改变,不再对以前的治疗抱怨,能够接纳自己的疾病,家人可以很轻松自由地与其交流,家庭关系融洽,沟通交流的氛围轻松。现在服务对象不再疼痛了,食欲改善,饭量增加,病情稳定,平时有时间还会去儿子的农民公寓装修工地帮忙监工,家人看到其当下的状态都非常满意,家属对宁养院工作人员及义工表达感恩。

3. 社会工作者评估

(1)生活品质提升:服务对象的疼痛获得第一时间缓解,症状改善,舒适度提升,KPS 评分 60 分,QoL 评分 41 分以上,疼痛感逐步下降,镇痛药剂量逐步下调,最后因不感疼痛,不需使用止痛药,能够基本正常生活并从宁养院出院。

(2)转念——生命的雾霾烟消云散:经过心理、灵性关护和 MP3 播放器讲座的引导,服务对象完成了生命的转念,他放下了对过去治疗的耿耿于怀、宽恕了给自己治疗的医生,恢复了自己的社交活动。

(3)家庭再回温馨:服务对象感受到大家关怀的温暖,能够接纳疾病及当下的自己,能与义工很坦然地谈论过往的经历。家人不再纠结是否再进行治疗,尊重服务对象的意见,家庭关系融洽,沟通顺畅。

(4)生命阳光灿烂:服务对象的身体虽不能像生病前一样劳作,但是他的生活如同阳光一样灿烂,他用自己的方式乐观坚强地面对疾病,给予孙辈、曾孙辈以慈爱,与老伴相濡以沫等,能够在小区里散步时惬意地听着 MP3 播放器里的讲座,与邻居闲聊。

服务对象用自己的反向关怀行动告诉大家,即使是绝症,只要转念,生命的雾霾终会烟消云散,生命依然充满阳光灿烂的日子。服务对象的反向关怀亦使宁养团队从沉重的生死议题中感受到灵性的正能量。

(三)专业反思

1. 转变专业理念,将服务对象作为宁养服务的主体

在专业服务开展过程中,社会工作者常常会犯的一个错误,就是以社会工作者及家属为主体,为服务对象提供各种服务,而不强调服务对象在专业服务中的参与，这种互动模式往往会增加服务对象的压力，影响服务对象身心灵的安适。引导和鼓励服务对象力所能及地参与到专业服务之中，使之成为服务的主体，形成服务对象与家人及宁养专业团队之间的双向互动才是最理想的互动模式，这也是临终反向关怀模式的要求之一。家人的照护及专业团队给予服务对象的支持、满足服务对象的需求不是服务的目标，服务真正的目标是使服务对象获得给予家人及专业团队反向关怀的能力，获得自己解决问题的能力。

2. 运用"冰山理论"及冥想引导服务对象宣泄情绪获得支持

当服务对象面对生死议题时，死亡的恐惧、焦虑，对过往事件的耿耿于怀，对生命价值的丧失等可能会产生很多的负面情绪，从而采取消极的应对方式。笔者发现，"冰山理论"的运用可以帮助社会工作者以清晰的思路，逐步挖掘服务对象应对方式背后的感受、感受的感受、期望、信念等更为深层次的东西，结合冥想放松，可以协助服务对象更为清晰地体验到其负面情绪给自我的身体带来的影响，从而促使服务对象改变当下的情绪状况，更加积极地面对问题。

3. 关注整合医学与推动整合社会工作发展

随着社会的发展，社会分工越来越细，而细致的社会分工又开始走向整合，医学发展从"生物模式"转向"生物-社会-心理模式"，再到"整合医学"提出，强调以人为中心，注重身体、情感、精神、社会和环境层面的影响因素。现代临终关怀创立者西西里·桑德斯更是集护士、社会工作者、医生三个专业角色为一身的跨多学科背景人士，她将护士、社会工作者和医生确定为宁养服务专业团队的核心成员。宁养服务的跨专业合作要求及恶性肿瘤晚期患者所面临问题的跨专业性特点也决定了社会工作者必须关注整合医学中的情感、精神、社会与环境因素，同时关注整合社会工作的要求。只有这样，才能真正做到"全人关护"。

致谢：感谢李嘉诚基金会［人间有情］全国宁养医疗服务计划支持；感谢黄筱芬老师为本案例创作宁养漫画《如何选择》；感谢南昌宁养院江西师范大学团队义工于素文、高琪、郑珊、陈超慧开展"爱心行动"服务，协助服务对象制作"旅行笔记"；感谢天使慈爱团小组的义工为服务对象提供"暖心行动"服务。

参考文献

［1］康宗林，王京娥，黎莹，等.临终反向关怀模式探析［J］.医学与哲学（A），2015，36（6）：21-24，42.

［2］黄震宇.萨提亚家庭疗法在个案工作中的运用与反思［D］.兰州：兰州大学，2016.

［3］樊代明.整合医学的内涵及外延［J］.医学与哲学（A），2017，38（1）：7-13.

亲亲我的宝贝
——基于心理社会发展理论的宁养疗护

上海交通大学医学院附属新华医院崇明分院宁养院　孙瑛　杨霞

一、背景介绍

（一）个案背景

埃里克森的心理社会发展理论告诉我们，人的一生可以分成不同阶段，在每个阶段有着不同的任务，只有完成了本阶段的任务才可以顺利地进入人生的下一个阶段。生老病死虽然是生命中的常态，但人们依然不愿意直面生活中的苦难。当重大疾病威胁到生命时，个体所处的生命阶段将停止发展，生命阶段中的角色和任务就无法顺利完成，生活将变得支离破碎，各种意外蜂拥而至，使得个体无暇顾及。如何面对意外，就成为一种挑战。

面对严重疾病状态下的人生阶段，如何应用心理社会发展理论，帮助服务对象从生命任务角度出发辅导和帮助他们完成心愿，就显得尤为重要。社会工作者需要听见服务对象过往的生命故事、给予陪伴支持，设计恰当的活动丰富其当下的生活内容，协助其完成心愿，最后达成善终、善别、善生目标。

在宁养院日常居家探访中，医护人员首先发现本案例具有一定的特殊性：年轻离异、无经济来源、无固定住所、与幼女分离等原因造成了服务对象有较大心理压力，故转介社会工作者。本案例是在埃里克森心理社会发展理论指导下开展的个案辅导工作，得到了比较好的效果。

（二）服务对象基本资料

1. 服务对象简介

服务对象石女士，39岁，四川籍，二次离异，初中文化，无业。2016年6月行直肠癌根治术，术后化疗，2018年7月多处转移，于2019年9月27日申请宁养服务。服务对象对于疾病诊断及不良后果完全知情。

服务对象考虑到上海有较好的医疗资源，同时能更好地陪伴小女儿健康成长，故再次离异后仍然选择继续在上海生活和治疗。但随着疾病的进展，身体状况每况愈下，如何独自安全回四川老家或是选择上海作为往生地点，无法继续陪伴小女儿健康成长，无论是无法照顾年迈的父母尽到自己的赡养职责，还是要让他们照顾自己第一段婚姻中生育的儿子等诸多问题都时时困扰着她。服务对象同时也担心自己的离世会给父母造成很大的打击。

2. 家庭结构及支持系统

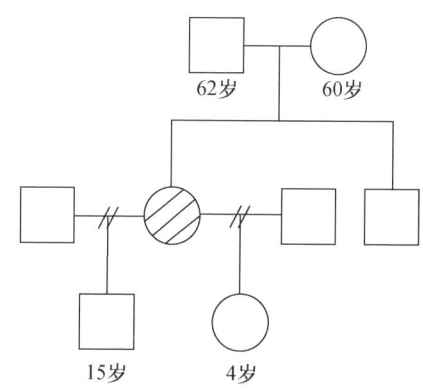

石女士是四川人，二次离异，父母和弟弟均在四川老家生活。石女士第一段婚姻在四川老家，育有一子，现15岁，目前随外公外婆生活。离婚后，石女士独自到上海市崇明区打工，经他人介绍与当地一名男子再婚，并生下一个女儿。在女儿未满周岁的时候，石女士因身体不适，被诊断为直肠癌，就在石女士进行积极治疗的时候，丈夫提出了离婚。

经过双方慎重考虑，石女士同意分手，考虑到自己的各种情况，最后放弃了对孩子的抚养权。目前女儿4岁，由孩子的爷爷奶奶承担了大部分的抚养任务。为了节约开支又可以经常与孩子见面，石女士在孩子爷爷奶奶住所附近租了一间简陋的农民私房独居，一边治疗一边调理，无人照顾。

服务对象患病后即无法打工，离异后没有经济来源，靠父母资助；没有固定住所，租借农民私房居住；随着疾病的加重，服务对象独立生活能力下降，陪伴女儿的能力受到影响；父母亲均在老家打工，身边没有照顾者。服务对象支持系统薄弱，偶有四川同乡给予生活照料。

二、需求分析

（一）干预理论

埃里克森认为，人要经历八个阶段的心理社会演变，这种演变称为心理社会发展。每一个阶段有相对应的任务，并且每个阶段都建立在前一阶段之上。这八个阶段紧密相连，当任务得到恰当的解决，就会获得较为完整的同一性。核心任务处理得不成功或者是失败，则会出现个人同一性残缺、不连贯的状态，处理的成功与失败为两个极点。核心任务的处理结果会影响人的一生。事实上成功解决一个阶段的危机会让人们对下一阶段的同一性问题做好准备。

埃里克森认为，在每一个心理社会发展阶段中，解决了核心问题之后所产生的人格特质，都包括了积极与消极两方面的品质，如果各个阶段都保持向积极品质发展，就算完成了这阶段的任务，逐渐实现了健全的人格，否则就会产生心理社会危机，出现情绪障碍，形成不健全的人格。

（二）问题评估与分析

服务对象39岁，正处于成年早期（18～40岁），该发展阶段主要面临的是亲密对孤独的冲突。服务对象一方面有亲密关系的需要，尤其是更实际的陪伴、照顾、奉献的需要；另一方面两次离异尤其是直肠癌确诊后丈夫提出离婚的经历以及父母不在身边的现实也会让她体会到亲密的困难，反而倍感孤独，加剧亲密感和孤独感之间的冲突。梳理和至亲之间的关系，对服务对象来说尤为重要。

另外，疾病让服务对象突然跳跃到人生的最后一个阶段，由于体力、心力和健康每况愈下，她必须做出相应的调整和适应，面临着自我调整与绝望感的冲突。自我调整是一种接受自我、承认现实的感受，一种超脱的智慧之感。如果一个人的自我调整大于绝望，他将获得智慧的品质，埃里克森将其定义为："以超然的态度对待生活和死亡。"社会工作者要做的，是陪伴服务对象顺利度过这个调整的过程，回顾人生、接纳自我、坦然面对。

当伴侣缺失、父母不在身边时，服务对象的亲密可能更多来自于女儿，且她也选择了居住在女儿附近，以此和女儿保持一定的亲密联系。因此，在服务中，社会工作者需要注重服务对象对亲密的需要，加强其与女儿之间的情感联结，满足服务对象的需要；也要考虑母亲患病可能给孩子带来的影响，让女儿获得支持。另外，服务对象对死亡的态度直接影响下一代儿童时期信任感的形成，这一点也是提升服务对象自我效能感的重要抓手。

服务对象的女儿4岁，处于学龄初期（3～6岁），主动对内疚的冲突是这阶段的主要矛盾。通常父母照顾缺失、祖辈照顾为主的情况下，祖辈出于对孩子的关爱，通常会制止儿童的主动探索，以保护儿童安全。社会工作者需要鼓励服务对象借看望孩子的机会，和孩子建立亲密的联结，同时鼓励孩子主动探索，肯定孩子的独创行为和想象力，为其成长为有责任感、有创造力的人奠定基础，同时注意表达对祖辈的肯定和感谢，在育儿理念上尽可能达成一致，尽可能弥补服务对象不能全程照顾、培养孩子的遗憾，最终和女儿"善别"。

父母也是服务对象亲密关系的一个重要部分，和至亲父母的告别也十分重要。

三、服务计划

（一）服务目标

1. 总目标

接纳自己将要离世的事实，整理与至亲的关系，有效陪伴女儿，达到善别的目标。

2. 分目标

（1）协助团队，指导服务对象按医嘱正确用药、舒适护理指导、强调居家安全注意事项。

（2）协助和指导服务对象有效陪伴女儿，促使女儿健康成长。

（3）和服务对象共同探讨如何恰当地处理自己的身后事。

（二）服务策略

首先，通过门诊服务，与服务对象面谈，评估其身体状况，协助团队给予治疗、护理支持，建立信任关系。

其次，设置不同的游戏环节使其与女儿互动，参与并邀请大学生义工陪伴女儿，促使其与女儿之间建立亲密关系。

再次，通过电话随访，倾听服务对象讲述坎坷的人生经历，给予心理支持，加深专业关系。

最后，适当密集开展居家探访，运用专业手法，及时评估和发现问题，建议并帮助服务对象设定新的生活方式以便适应当下生活需求。

四、服务实施

（一）门诊评估、关系建立与服务开展

服务对象前来宁养院门诊取药，诉说自己目前的困境时，给予同理、支持，并告知其在居家过程中如遇到与医疗、护理相关的问题，可及时咨询团队，得到指

导；建议服务对象与同乡保持密切关系，在必要时得到帮助，化解当下的困难；社会工作者与服务对象初步建立专业关系。

根据埃里克森人格发展八阶段理论，设计适合学龄前儿童的游戏，和大学生义工一起陪伴服务对象的小女儿参与活动，通过游戏使其初步了解人生的自然发展规律；随着关系逐步建立，社会工作者还指导服务对象与女儿的爷爷奶奶保持正常联系，学会有效陪伴女儿的方式。

（二）电话随访，加深专业关系

社会工作者通过电话随访逐步了解服务对象过往以及近日的身心灵状态。服务对象诉说由于当时自己年轻，不懂得经营婚姻之道，草率地结束了第一段婚姻，为了给儿子更好的生活条件，只身到上海打工，无奈地把儿子留给了自己的父母照顾。社会工作者同理服务对象对此段婚姻的处理方式，表示每个人在年轻心智不成熟时，可能会做出一些冲动的决定，因此可能会需要一辈子去弥补；相信服务对象这么多年来在上海打工，一定程度上改善了父母和儿子的生活水平；通过网络视频与儿子联系的快乐，一定程度上也弥补了无法与其共同生活和亲自照顾的缺憾，建议其通过视频等方式与儿子分享当下的生活，提醒儿子在自己力所能及的范围内代替妈妈照顾外公外婆，随着儿子的成长，相信他会理解服务对象的苦心。

由于缘分，服务对象在上海又开始了第二段婚姻，原本以为生活从此将打开新的一扇窗，结果却又将她重重地抛入了谷底。在女儿未满周岁时，服务对象因身体不适，被诊断为直肠癌，就在其开始进行积极治疗的时候，丈夫提出了离婚，经过慎重考虑，服务对象同意分手，但考虑到自己的身体情况以及女儿将来的教育问题、年迈父母已为自己照顾着大儿子所以无暇顾及小女儿，最后决定放弃对女儿的抚养权。目前女儿由其爷爷奶奶承担了大部分抚养任务，自己只能在身体允许的情况下短时间陪伴，心中非常内疚。同理服务对象由于二次离异，无法给女儿完整的家庭而觉得给孩子造成了心理伤害，但是实际生活中爷爷奶奶非常疼爱孙女，建议服务对象能时常与女儿的爷爷奶奶沟通，托付他们以后在生活上给予孩子更好的照料；同时，同理服务对象由于经济拮据在生活上、教育上无法给女儿创造更好的条件，鼓励服务对象在接下来的日子里，在身体允许的情况下用心陪伴，为女儿留下值得纪念的礼物，比如录影、照片等，相信女儿长大成人后，会理解妈妈当初无奈的选择以及为她的付出。

离异后服务对象没有经济来源，且无固定住所，为了节约开支和经常与女儿见面，服务对象在孩子爷爷奶奶住所附近租了一间简陋的农民私房独居，一边寻找免费的临床药物试验一边调理，时常感到无助。同理服务对象目前生活的窘境，肯定其对自己寻求治疗方面付出的努力，建议其时常与在上海打工的同乡保持联系，必要时得到同乡的援助；同时与其暂住地的居委会取得联系，安排义工在日常巡视过程中多给予关心。

在倾听中肯定服务对象与父母、弟弟、儿子、女儿的感情联结，并没有因为婚姻状态、身体状况、居住地的变更等而变得疏远，引导其关注自己当下的生活，照顾好自己。服务对象表示经过社会工作者的陪伴、倾听、梳理，自己增加了面对当下困境的信心。

（三）密集开展居家探访，运用专业手法，及时评估和跟进服务

1. 协助团队，指导服务对象按医嘱正确用药、舒适护理指导、强调居家安全注意事项

社会工作者在居家时细心观察、全方位评估、及时跟进，解释麻醉药品使用过程中的副作用及注意事项，及时指导调整饮食，协助观察造口护理的情况，指导辅具的正确使用方法消除安全隐患，使得服务对象逐渐提升自我照顾的能力。居家时及时发现服务对象的情绪波动，给予同理、倾听和支持，缓解其心理压力。

2. 策划并举办亲子活动，提升陪伴质量，弥补孩子成长阶段母亲角色缺失的遗憾

马斯洛需要层次论指出，对于 3～6 岁年龄段的儿童，安全需要的满足尤为重要；同时埃里克森的心理社会发展理论指出，儿童在各种游戏中体会着自我的功能，在游戏中实现着自我教育；萨提亚家庭治疗模式会鼓励人们依据自己的感觉做出如何行动的选择，同时在自己选择了的行动中体验自身感受，将个体的能量从功能不良的模式转化为更加开放、自由和健康的模式。

（1）日常陪伴：经过规范的治疗和护理后，石女士疼痛得到了比较好的缓解，服务对象可以自己料理日常生活。团队观察到她在一边治疗一边休养的过程中，常常把女儿带到自己的出租屋内陪伴，她自己来门诊取药的时候也会带着孩子。社会工作者在门诊的时候与大学生义工一起和孩子做游戏和手工；给她们赠送小手工礼物，希望她们在家中互相陪伴的过程中，通过一起进行手工制作，给彼此留下难忘的回忆。由于年初的疫情，无法开展义工居家陪伴服务，团队就在各方面尽可能地给予更多的帮助，如用药指导、护理指导、饮食指导等，也包括心理支持，宁养院在举办服务对象及家属活动时，都会邀请石女士参加，有适当的礼物都会留一份给孩子。

（2）策划特殊的儿童节：石女士有个心愿，希望能够在自己有限的时间里陪伴女儿度过一个特殊的儿童节。为此，宁养院团队提前策划了此次活动，工作人员在

网上精选了小书包、画笔、相册等，并从家里拿来精美的面具、荧光棒，计划在儿童节当天布置好宁养院会议室，购买小蛋糕，为石女士和女儿一起过一个特殊的儿童节。但是天有不测风云，儿童节当天工作员再次打电话给石女士确认时，她表示自己的右下肢牵拉痛特别明显，没有办法带孩子到宁养院来参加活动。大家临时决定把活动地点转移至服务对象的出租屋内开展。墙上无法使用投影，大家就在A4纸上打印了漂亮的张贴画，和孩子一起动手布置上漂亮的彩灯和气球，房间中一下子就有了节日的气氛。孩子许下了心愿，告诉妈妈"我永远爱你，我会好好长大"；游戏时，孩子与社会工作者一起手拿荧光棒，口里喊着"我是萝莉……"，要赶走戴着精美面具的妈妈身体里的"魔鬼"；拿着团队赠送的彩笔，和妈妈一起画起了画，画中有爷爷、奶奶、妈妈、哥哥和自己；拿着宁养院赠送的小蛋糕，伴着大家合唱的生日歌，孩子将第一口送到了妈妈的口中……所有这一切，都被记录了下来，之后团队按照承诺，将所有照片和视频都保存下来送给她，以便让孩子永久保存这和妈妈一起度过的、人生中第一个有记忆的珍贵的儿童节。

3. 善终、善别、善生

安宁疗护的最终目标是：逝者善终、生者善别、适者善生。

2020年6月16日上午，宁养院按照前日电话预约的时间进行居家探访时发现服务对象的病情突然恶化，当时她独自一人在家，呈谵妄状态，呼叫能应答，恰在此时牵挂着她的父亲打来视频电话，工作人员将服务对象的真实情况告知了服务对象的父亲，他表示将尽快赶到上海。社会工作者也请服务对象的母亲和服务对象进行了视频通话，希望能给予情感上的支持，也缓解了妈妈对女儿的牵挂。考虑到家人还在赶往上海的路上，且服务对象也没有亲人居家照顾，团队根据服务对象父亲的意见立刻联系了居委会及她的同乡，将其送至医院急诊。第二天，服务对象的父亲、弟弟、大儿子从老家赶到崇明，团队向家属介绍了宁养服务的具体内容，并引导服务对象和亲人进行了相互道别。四天后，服务对象在家人的陪伴下，平安离世，她的骨灰由亲人们带回老家安葬。之后，社会工作者对服务对象小女儿进行了半年多的回访。

五、评估总结

（一）目标达成情况

服务目标达成。

（1）通过不同方式的沟通和指导，服务对象能够按医嘱正确用药，疼痛得到较好控制；通过舒适护理指导，服务对象的日常生活有序，饮食合理，造口护理恰当；

强调居家安全注意事项、协助整理内务、调整辅具并指导正确使用方法，消除了生活中的隐患。

（2）经社会工作者策划和实施各种活动，服务对象与女儿达成有效陪伴，在活动实施过程中留下了照片和影像资料，便于成为赠与女儿的珍贵礼物长期留存。

（3）虽然疾病突然恶化，但社会工作者仍然抓住最后时光，通过网络联系上服务对象亲人，最后父亲、弟弟和儿子赶到上海，与服务对象完成临终告别，并把服务对象的骨灰带回老家安葬，达成善别。

（二）结案评估

1. 服务对象评价

（1）在团队和社会工作者的介入下，服务对象表示已经能够按医嘱正确用药，疼痛得到较好控制，身体状况比较平稳；在得到舒适护理指导后，服务对象的自我照顾的能力提升了，日常生活有序，饮食合理，学会更好地护理造口，现在生活基本自理。

（2）居家服务过程中通过协助整理内务，调整辅具并指导正确使用方法等，服务对象表示在陋室的独居生活中已经没有安全隐患。

（3）服务对象表示与女儿陪伴过程内容愈加丰富、寓教于乐，游戏非常适合女儿，并且留有实物与女儿留存。

（4）虽然服务对象疾病突然恶化，但她通过社会工作者的努力最终见到了从老家赶来的至亲，终于实现了回家的愿望。

2. 社会工作者评估

（1）服务对象得到全方位的指导后，疼痛得到较好控制，自我照顾的能力得到提升，居家隐患得到排除，克服当下困难的信心得到增强。

（2）通过各种活动，服务对象与女儿达成有效陪伴，在活动实施过程中留下的照片和影像资料，可以成为赠与女儿的珍贵礼物长期留存。

（3）在患者弥留之际，社会工作者抓住最后时光，通过网络联系上服务对象亲人，最后父亲、弟弟和儿子赶到上海，与服务对象完成临终告别，并把服务对象的骨灰带回老家安葬，达成善别。

（三）专业反思

埃里克森的心理社会发展理论认为，3～6岁为儿童早期，该阶段的发展任务有两个。一是发展主动感，二是获得性别角色。早年获得的信任感和自主感，以及还在不断发展着的说话、行动等能力，使儿童有可能将其活动范围扩展到家庭以外。本阶段又称为游戏期，儿童在各种游戏中体会着自我的功能，而且在游戏中实现着自我教育。如果父母能积极支持儿童从事的游戏和智力活动，儿童就会发展更多的主动性，有助于以后在工作中取得成就。考虑到服务对象身体状况的限制，无法在儿童节陪伴女儿外出过节做游戏，故团队营造了节日气氛，设计了游戏的内容，使服务对象和孩子能够亲密互动；孩子许下了节日的心愿，感受到来自家庭成员的爱，并且将活动的照片作为纪念永远珍藏。

危机事件指前兆不充分，具有明显的复杂性特征和潜在次生衍生危害，破坏性严重，采用常规管理方式，难以应对处置的事件。这种事件会使当事者遭受重大损失或面临严重威胁，在很短时间内对当事者及家人产生恶劣的影响；而且，这种突发的紧急事件由于其不确定的前景，造成高度的紧张和压力，为了使当事者在危机中生存，并将危机所造成的生理、心理损害降至最低限度，决策者必须在有限的时间内做出关键性决策和具体的危机应对措施。社会工作者在常规居家探访中，发现服务对象已处于谵妄状态，无法对自己当下的状况做出正确处置，恰逢其父亲打来视频电话，社会工作者和服务对象父亲对于该状况迅速干预，达成一致处置意见；同时团队积极行动，联系各方资源妥善安排服务对象急诊救治，最后赢得时间，能够有时间让家人赶到服务对象身旁，完成最后的道别。

参考文献

[1] 维吉尼亚·萨提亚.萨提亚家庭治疗模式［M］.聂晶，译.北京：世界图书出版公司，2007：51，88-89，135-158.

[2] 杨艳杰.危机事件心理干预策略［M］.北京：人民卫生出版社，2012.

[3] 高定国，肖晓云，译.认知心理学［M］.上海：华东师范大学出版社，2009.

隐藏的心事
——中年未婚癌患女士生命的冲突与圆满

深圳市人民医院宁养院　翁惠敏　韩丽

一、背景介绍

（一）个案背景

服务对象患直肠癌，全身多发转移，目前身体出现疼痛。放疗科医生转介社会工作者，希望宁养院可以为服务对象提供疼痛缓解、护理指导以及情绪疏导等服务，缓解家庭经济困难，使她在人生的最后一程走得平静安详。

（二）服务对象基本资料

1. 服务对象简介

刘女士，43岁，未婚，高中学历，业余演员，从事个体演艺工作。服务对象患直肠癌3年，完全知晓自己的疾病诊断及预后，进行了多次姑息性手术治疗，术后进行放疗、化疗、介入治疗及对症支持治疗等，但是病情持续进展，腹痛、呕吐严重，疼痛影响睡眠，NRS评分7分，重度疼痛。

2. 家庭结构及支持系统

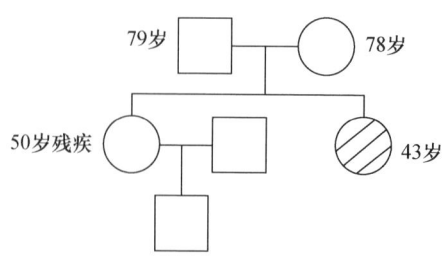

服务对象的老家在安徽某县城，未满20岁就离开家乡，外出打拼。刚开始在深圳做服装模特，之后在演艺场所从事演艺工作，认为自己年轻不会得病，一直没有购买保险，患病后没有收入来源。一年前与男友因性格不合分手，现在独居，以往的朋友在其患病后来看过一两次，此后基本没有联系。父母和姐姐一直在原籍居住。父母年近八十，均患有多种老年病；姐姐是残疾人，多年没有来往。

二、需求分析

（一）介入理论

1. 个案管理模式

个案管理模式是社会工作者将服务对象以及复杂的社会服务网络中有益于服务对象的资源连接起来，及时为服务对象提供服务，以达到服务的最佳效果。过程取向的个案管理强调"个案管理是一种协调的过程，通过协调和获得各种资源，来协助面临各种问题的服务对象"。

2. 人生回顾疗法

人生回顾是一种通过回顾、评价及重整一生的经历，使人生历程中一些未被解决的矛盾得以剖析、重整，从而发现新的生命意义的心理和精神干预措施。人生回顾有利于提高临终患者的身心健康。

（二）问题评估与分析

经过多次面谈沟通后，社会工作者与服务对象建立专业关系，并较全面地掌握了相关资料，就目前面临的问题给予分析。

（1）疾病导致的疼痛和不适：服务对象为直肠癌末期，全身多发转移，病变导致多处疼痛和不适，影响睡眠，放疗后出现腹泻症状，需要镇痛及对症治疗服务。

（2）突遭巨变，服务对象出现多种情绪问题：服务对象生病前处于事业的巅峰期，突然查出无法治愈的疾病，遭受沉重的打击，出现恐惧、焦虑、烦躁、易怒等情绪问题，因此对服务对象的心理疏导非常必要。

（3）家庭关系疏离与矛盾：服务对象20岁出外打工，多年来与父母很少联系，关系疏离。患病期间，父母来照顾她的几天时间里，双方经常发生严重的矛盾和冲突，故需要进行家庭关系的沟通。

（4）社会支持网络缺乏：服务对象是个体演艺人员，又是单身，没有工作单位和完整的家庭，以前的一些工作伙伴在她患病后都逐渐没了来往。另外，其父母高龄，得知女儿得病后，匆匆从老家安徽赶过来照顾，体弱多病，照顾也力不从心，且老人家在人生地不熟的城市，感受到强烈的无助感。因此，服务对象及其父母都需要社会的支持和帮助。

（5）经济收入断绝和巨额医疗费用导致经济窘迫：服务对象从事的职业，收入相对较高，也曾在收入不错时，购买了一套小两居室房产，但收入不稳定，不演出时，没有经济来源，自从诊断病情后，就没有了收入，且因为没有缴纳医保，各项治疗和住院费用要全部自费。服务对象的父亲退休工资1500余元，母亲是家庭妇女，姐姐是残疾人，都无法在经济上提供帮助。

三、服务计划

（一）服务目标

1. 总目标

减轻服务对象的心理负担，处理负性情绪困扰，改善生活质量，使其心理平安，家属无憾。

2. 分目标

（1）及时提供心理纾缓，释放负面情绪，接纳疾病，珍惜当下。

（2）促进服务对象与家人的有效沟通，化解家庭矛盾。

（3）整合社会资源，协助申请救助基金缓解经济困难、提供宁养义工照顾服务。

（4）协助处理身后事，给予家属哀伤辅导支持。

（二）服务策略

（1）通过宁养院医疗、护理方面的帮助，缓解服务对象的疼痛及其他不适症状，初步建立关系。主动关心服务对象及其家人，建立相互信任的专业关系，收集服务对象背景资料。

（2）根据服务对象的问题，运用个案管理方法进行管理，调整社会工作干预的顺序并整合相应资源，寻求社会支持，完善服务对象的支持系统。

（3）运用社会工作辅导方法疏导服务对象的情绪，给予支持、鼓励。

（4）运用家庭会议，促进服务对象家庭沟通，化解家庭矛盾与冲突，尤其是服务对象房产引发的问题，通过协助患者与家人沟通敏感问题，增进专业关系。

（5）为丧亲者提供哀伤辅导，协助回归常态生活。

四、服务实施

（一）第一阶段：及时镇痛，加强症状管理

1. 服务目标

进行镇痛及症状处理，提高服务对象生活质量，建立信任关系。

2. 服务内容

经宁养院医生诊治，给予第三阶梯镇痛药物：芬太尼透皮贴剂 4.2 mg 每 72 h 一次外贴，盐酸吗啡片 20 mg 必要时口服，日剂量不超过 40 mg，同时给予甲氧氯普胺等对症及支持治疗药物，并根据服务对象病情，合理调整药物种类和计量，短时间内，服务对象的 NRS 评分由 7 分降至 2 分，晚上能够安静入睡。

服务对象放疗后腹泻，一方面遵医嘱加用止泻药物，另一方面护师指导其卧床休息，进食无刺激、易消化、营养丰富的食物，补充营养，少量多餐。同时加强臀部皮肤护理，防止皮肤因腹泻而发生破损和感染。

（二）第二阶段：初结同盟，建立专业关系

1. 服务目标

收集家庭信息，确定焦点问题。

2. 服务内容

主动与服务对象沟通，引导宣泄，给予接纳和共情，运用专注与倾听，鼓励其倾诉和发泄焦虑等负性情绪。

在这个过程当中，社会工作者曾两次被服务对象赶出房间，在初次接触时，社会工作者目睹她拿着水杯砸向年迈的父母，将母亲额头打伤，她父母流着泪，无助地站在房门外。与此同时社会工作者也观察到在服务对象将父母赶出房间时，自己在流泪，说明她内心是痛苦和矛盾的，社会工作者对她的过激举动没有当面批评。第三次去家访的时候，服务对象的情绪已经平静了许多，不再对宁养服务排斥，并愿意主动诉说所面临的问题。

社会工作者运用同理心和自我表露技术，耐心倾听其倾诉，并同理她担心的问题。通过几次接触，服务对象与社会工作者终于初步结成了同盟，并建立起较好的专业关系。

（三）第三阶段：化解矛盾，召开家庭会议

1. 服务目标

加强有效沟通，化解家庭矛盾。

2. 服务内容

在取得服务对象的信任后，社会工作者倾听了她的心事。一方面，她觉得自己正在事业的巅峰期，却得了晚期癌症，老天对自己太不公平；另一方面，以前缺乏风险意识，没有购买任何保险，得病之后，积蓄已经用完，连基本的生活都受到严重影响，但她又不肯出卖房产，认为房子就是自己的立命之本，人在房在；特别是服务对象从小与家庭不睦，年轻时离家打拼，本以为凭借自己的力量可以过上好日子，但如今不堪的状况都被父母看在眼里，觉得父母肯定会看不起自己，甚至怀疑父母到深圳"名义上是照顾我，实则是朝着我的房产来的"。社会工作者与服务对象的父母接触时，了解到老人家虽然心疼女儿，但又觉得女儿太不通情理。两位老人都体弱多病，既要照顾女儿，还要承受女儿的责骂，心中非常难过和无助，身心俱疲。

宁养院主任主持召开家庭会议，社会工作者以组织者和协调者的角色引导服务对象和其父母表达自己最真实的想法。通过家庭会议推心置腹的交流，首先服务对象明白了父母对自己的爱，不会因为现在的处境看不起自己，更不会去贪图女儿的房产；其次服务对象的父母也明白了，女儿是担心父母年老体弱，不想让父母对自己有太多的担心，所以才对父母做出过激的行为。家庭会议沟通中，父母检讨了对服务对象从小关爱不够，服务对象成年后，又多年不管不问，为此感到愧疚。服务对象也表示这些年没有尽孝而感到自责。家庭会议使双方消除了误会、达成谅解。

（四）第四阶段：链接社会资源，缓解照顾者压力

1. 服务目标

链接社会支持系统，让年迈家属得到"喘息照顾"。

2. 服务内容

随着服务对象病情越来越重，日常照顾问题凸显。针对照顾者目前已经出现"身心衰竭综合征"的表现，宁养院提供了"喘息照顾（respite care）"服务，即让两位老人暂时放下照顾者的任务，回原籍看病和休整一段时间，待精力和体力恢复后，再回来照顾。

在此期间社会工作者与宁养义工组长多次沟通，合理安排服务时间，虽然白天都在排班照顾，但晚上缺少人员。鉴于此种情况，社会工作者联系辖区社区工作站负责人，由社区的巡逻值班员每晚至少两次去服务对象家中巡视，提供照顾和帮助。

宁养义工的服务不仅疏导了服务对象的情绪，还帮助她擦身洗脚、端屎倒尿、打扫卫生等，年龄大些的义工也会将煲好的汤送过去为她补充营养。

为了缓解服务对象的生活困难，社会工作者收集资料为其申请救助基金。

（五）第五阶段：回顾人生，诉说最后心愿

1. 服务目标

协助回顾人生，寻找人生意义。

2. 服务内容

此阶段采用人生回顾疗法，引导服务对象一起回顾其过往的辉煌经历和最难忘的时刻。她表示，自己以前经历了很多美好的时刻，但都没有珍惜，自从患病后，就一直被各种痛苦折磨，寻找不到人生的意义和价值，对社会和家人都充满了不信任和偏见。通过生命回顾，服务对象重新调整自我认知，能正面接受现实和即将到来的死亡。

社会工作者通过支持、陪伴、同理、鼓励等技巧，逐步协助服务对象改善对社会及他人的认知，缓解焦虑与面对死亡的恐惧。通过支持和陪伴，服务对象诉说了最后的心愿，希望能干干净净离世，身后事能由社会工作者协助办理，房产赠送与年迈的父母养老。

（六）第六阶段：哀伤辅导，生者善生

1. 服务目标

协助处理身后事，给予家属哀伤辅导。

2. 服务内容

服务对象属于癌症末期患者，身体多部位转移，随着病情的加重，身后事的处理也迫在眉睫，在她的父母回老家调养阶段，社会工作者始终与老人保持电话联系，不仅对老人给予情绪支持，同时也反馈服务对象的情况。在服务对象病情加重时，社会工作者及时通知她的父母再次回到深圳，使彼此相互陪伴，引导互相道谢、道歉、道爱和道别。在服务对象离世后，社会工作者协助处理后事，并对她父

母提供哀伤辅导后续服务，缓解两位老人白发人送黑发人的痛苦。

五、案例总结

（一）目标达成情况评估

（1）服务对象曾担心出院回家后，没有镇痛药和医生指导会忍受痛苦。宁养服务的镇痛处理、家居护理和多次的家访服务，使服务对象的生活质量大幅提升，也缓解了她的负面情绪。

（2）通过对服务对象多次的访谈陪伴，疏导她心中的焦虑、无助、对死亡的恐惧情绪及压力。在接受社会工作者真诚的支持后，服务对象放下对死亡的恐惧和焦虑，对所剩不多的时间有所规划。

（3）家庭会议的召开，引导服务对象及其父母诉说心中最真实的想法，使服务对象明白父母不会因为她的不堪状况而看不起她，同时，也消除了父母的愧疚感。

（4）宁养团队多次的探访和对服务对象父母的关心，使他们的无助感减少，社会工作者帮助两位老人订返回家乡的车票，并送老人到车站，使老人感受到在异地他乡也有亲人般的温暖。

（5）在服务对象的父母因身体原因回老家休养期间，社会工作者和宁养义工的陪伴和照顾，使她在生命的末期感受到温暖；两万元的基金救助，极大缓解了服务对象生活上的困难。

（6）在服务对象病故后，社会工作者及宁养院主任为其擦身换衣保持身体清洁，并完成后事处理，在后续跟踪服务中，社会工作者帮助她的父母去派出所及房产中介办理遗产处理事项，并给予陪伴和情绪支持，缓解丧亲者的悲伤。

（二）结案评估

1. 服务对象评价

服务对象表示得病让她看透了人生冷暖，但在接受宁养团队真心的服务后，特别是将身后事托付于社会工作者后，使她安心，在此感谢帮助过自己的人，如果有来生，希望可以与大家再相识。

2. 家属评价

服务对象的父亲表示，当得知女儿得病后作为父母心里很难受，而面对不熟悉的大城市，又感觉非常的无助，实在没有想到的是，在宁养院得到这么多人的帮助，心里很感动，祝愿每一个好人都一生平安。

3. 社会工作者评估

在个案过程当中，社会工作者通过与服务对象和家属的沟通、倾听、陪伴和同理，建立了非常好的相互信任的专业关系，运用"全人、全家、全程、全队、全社区"的"五全"照顾服务，解决了服务对象所面对的问题，发挥了陪伴者、支持者、资源整合者的角色，并取得显著的服务成效，获得服务对象及其父母的认可。

（三）专业反思

社会工作者在接触服务对象之初，服务对象的情绪不稳定，表面原因是疾病导致的，在多次的服务之后，才了解到隐藏在疾病背后的原因。社会工作者通过多次家庭探访，为服务对象和其家属提供持续的精神支持和鼓励，及时进行情绪支持和辅导，尽力帮助服务对象完成临终心愿，弥补遗憾。疾病曾让服务对象焦虑、无助，和父母产生隔阂，甚至对这个社会产生了怨恨情绪，而也正是疾病，让服务对象感受到了更多的真情和温暖，收获了人间的大爱，对最后的时光有所规划。

在服务当中，社会工作者充分发挥自身的专业优势，积极整合资源，使服务对象获得了来自社会不同群体的关心和帮助，解决了她身心灵方面的困扰。

宁养项目在国内已有20余年，但受世俗观念的影响，不少人缺乏认识，使患者在恐惧和绝望中，抱着未了心愿，遗憾离世。因此，我们在提供"五全"服务的同时，也需要探索更多的途径，向社会宣扬正确的生死观，使更多的人明白安宁疗护的真正意义和价值。

虽然晚期肿瘤患者及家庭面对的问题很多，而我们的帮助又非常有限，但我们相信，通过政府、社会、企业多层面的关注、支持、倡导和推动，一定会使更多的患者和家属在面对死亡时，可以做到"生者无悔，死者无憾"。

参考文献

[1] 李嘉诚基金会「人间有情」全国宁养医疗服务计划办公室.纾缓医学——晚期肿瘤的宁养疗护[M].北京：高等教育出版社，2014.

[2] 全国社会工作者职业水平考试教材编写组.社会工作实务（中级）[M].北京：中国社会出版社，2015.

[3] 隋玉杰.个案工作[M].2版.北京：中国人民大学出版社，2019.

[4] 白洋.个案管理模式中生命回顾对乳腺癌患者心理痛苦及生存质量的影响[J].临床医药文献电子杂志，2019，6（13）：133-134.

相伴三载诉衷情，妻女陪伴无遗憾
——晚癌家庭的圆梦之旅

福建省立医院宁养院　翁智超

一、背景介绍

（一）个案背景

在宁养服务中，最常见的问题即是服务对象的经济困难问题。高昂的治疗费用经常让患者及其家庭因病致贫或因病返贫。患者长期处于疾病状态，微观系统失衡，身心社灵皆受到不同的困扰。无法劳动甚至处于生活不能自理状态，还需要家中的劳动力来照顾；社会交往减少，社会关系断裂等，这些无疑让原有的困境雪上加霜，导致中观系统出现问题。面临疾病、贫困以及社会隔绝甚至他人的不理解，服务对象此时更需要来自宏观层面的支持和理解。在宁养服务中，社会工作者需要特别关注这一类服务对象在微观、中观及宏观层面的困境及需求。

2018年9月10日，一位罹患肾透明细胞癌甲状腺转移的患者因病情加重，妻子没有工作，独自在家中照顾患者，女儿尚在读大学，家庭压力加大，其妻子主动找社工寻求帮助。

（二）服务对象基本资料

1. 服务对象简介

倪先生，54岁，已婚，小学文化，吸烟史近30年，约5支/日，无饮酒史。职业是码头搬运工（生病后无业），服务对象入院诊断为左肾癌、右甲状腺癌，右前胸肋痛近4个月。服务对象于2016年8月接受右侧甲状腺占位手术，术后诊断为转移性肾透明细胞癌，因经济困难后续未做手术以及放化疗。因右前胸肋痛约4个月，2016年12月30日来宁养院接受服务。接诊前3个月已服盐酸羟考酮缓释片20 mg每12 h 1次和塞来昔布200 mg每12 h 1次止痛，NRS评分1～2分。服务对象无宗教信仰，平时有闲暇时间喜欢骑自行车。

2. 家庭结构及支持系统

服务对象与妻子育有一女，初入院时女儿在读大学。家庭无经济收入，妻子独

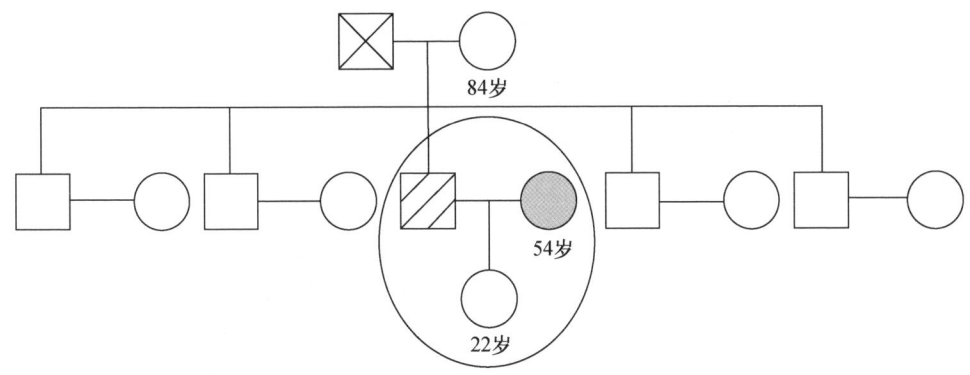

自照顾服务对象,无他人帮忙。服务对象母亲年事已高,与兄弟较少来往,经济和生活不能够给予帮助;服务对象完全了解自己的诊断和预后情况,对自己的病情接受程度尚可。

二、需求分析

(一)干预理论

1. 生态系统理论

服务案例采用查尔斯·扎斯特罗的社会生态系统理论,其将个体的社会生态系统分为三种类型:微观系统、中观系统、宏观系统。微观系统是指处在社会生态环境中的看似单个的个人。个人既是一种生物的社会系统类型,更是一种社会的、心理的社会系统类型。中观系统是指小规模的群体,包括家庭、职业群体或其他社会群体。宏观系统则是指比小规模群体更大一些的社会系统,包括文化、社区、机构和组织。社会工作者对服务对象的微观系统、中观系统和宏观系统进行评估分析。阐释了个体行为和个人成长与社会环境中多系统之间的交互关系,在关注服务对象躯体症状时,应该关注到其所处的环境和系统对个人产生的影响和作用。

2. 生命回顾理论

布特勒(Butler)在1963年提出了生命回顾理论,认为有许多老年人在老年期的一个基本人格特征就是喜欢回顾往事,这种特征的产生主要源于老年人的一种观念,认为自己已经日渐暮年,余日无多,因此在心理上产生"生命回顾过程"。生命回顾是一种通过回顾、评价及重整一生的经历,使人生历程中一些未被解决的矛盾得以剖析、重整,从而发现新的生命意义的心理和精神干预措施。研究证实,生命回顾有利于提高临终患者的身心健康。

（二）问题与需求

1. 微观系统

（1）躯体方面：服务对象右前胸肋疼痛严重，宁养服务期间病情加重，疼痛部位增加，出现左肩、腰部疼痛，疼痛加剧。病情加重后出现血尿、因排尿不畅行膀胱造瘘、瘫痪并出现压疮等问题。

（2）心理及灵性方面：服务对象已54岁，但女儿尚在外地读大学没有成家，想到自己看不到女儿结婚生子，有诸多的遗憾。妻子长期照顾服务对象，且无人帮忙独自承担照顾责任，感觉身心俱疲。服务对象认为一辈子都没有给妻子一个好的生活，生病后拖累妻子觉得很愧疚。

2. 中观系统

（1）服务对象的妻子无正式工作和收入，女儿尚在读书，无收入来源，家中经济拮据

（2）服务对象的妻子长期照顾卧床的服务对象，身心俱疲。

（3）社会工作者在服务对象离世后，评估家属的哀伤情况，根据实际需求开展哀伤辅导。

3. 宏观系统

（1）服务对象的社会支持网络薄弱，社交范围小，患病后社会关系断裂。

（2）社区居民对恶性肿瘤的错误认知使服务对象总感觉被他人指指点点。

三、服务计划

（一）服务目标

1. 总目标

促进服务对象各系统和谐，微观系统问题得到解决，身体舒适，生活质量提高，找到人生意义，完成心愿；中观系统中家庭关系改善，与家人"四道人生"，服务对象与家属生死两相安；宏观系统中加强社会支持网络，得到社会支持与救助。

2. 分目标

（1）微观系统目标

- 控制服务对象的疼痛，缓解其症状，使其身体舒适。
- 纾缓服务对象情绪，给予情感支持。

（2）中观系统目标

- 增进服务对象对妻子的爱护和关怀，促进情感交流。
- 引导服务对象向妻子道谢、道歉、道爱、道别。
- 促使服务对象留下生命的回忆作为礼物赠送女儿，父亲与女儿不留遗憾。

（3）宏观系统目标

- 寻求社会支持和政府救助，减轻家庭负担。
- 获得社会人士和义工的帮助和陪伴，增强支持系统。
- 得到社区支持与群众理解。

（二）服务策略

（1）宁养医疗团队成员围绕服务对象微观系统制定个性化的医疗服务方案，控制疼痛，缓解身体不适症状；指导教授家属，对服务对象进行规范的护理及恰当的生活照顾，提高其身体舒适程度。

（2）社会工作者介入服务对象的宏观系统，链接社会资源，增强社会支持网络。

（3）社会工作者介入服务对象中观系统，对服务对象及家属进行有效沟通，建立信任关系，缓解服务对象身心灵层面的痛苦；策划送给妻子礼物和爱的回忆，促使服务对象反向关怀妻子，促进夫妻关系融洽；通过生命回顾，制作留给女儿的生命礼物和回忆。

（4）持续关注中观系统，制定义工陪伴计划，使服务对象减少孤独感，增加社会支持，感受生命的意义。

（5）服务对象离世前通过进行预期性哀伤辅导工作，使服务对象与家属生死两相安。

四、服务实施

（一）第一阶段：团队服务介入微观系统，解决生理问题，控制疼痛，建立信任关系

1. 主要目标

医疗团队针对服务对象躯体症状进行服务，建立信任关系，了解服务对象基本情况进行跟进服务。

2. 服务内容

首次家访时服务对象服药后，NRS 评分为 3 分，全天持续疼痛，医生予以联合用药，疼痛控制好，NRS 评分大多数时间控制在 0～1 分状态，睡眠改善。宁养服务期间服务对象病情逐渐加重，医生进行用药调整后，症状改善。随着病情加重，服务对象疼痛部位增加，左肩和腰部也出现疼痛，出现血尿、膀胱造瘘等情况，最后瘫痪在床。为改善服务对象疼痛，方便家属照顾，医生继续调整用药，疼缓解痛，在卧床状态下服务对象 NRS 评分为 0～1 分；护士对其出现的双下肢水肿、尿管进行护理指导，并进行合理饮食指导，改善服务对象食欲不佳的问题，预防压疮出现。由此与服务对象及家属建立起信任关系，有利于深入了解服务对象个人及家庭的基本信息以及需求，进行跟进服务。

（二）第二阶段：介入宏观系统，链接社会资源，增强支持网络

1. 主要目标

对服务对象及家庭的基本情况进行评估，链接社会资源。

2. 服务内容

（1）根据服务对象家庭的具体情况评估需求，提供可以申请的救助信息，介绍困难临时救助信息并协助家属整理资料，提供低保申请咨询，鼓励家属向社区求助，协助办理低保；通过介入服务对象的宏观系统，加强与周围环境的互动，解决服务对象经济方面的困境。

（2）根据服务对象长期卧床，膀胱造瘘需要定时换药的需求，社会工作者为其寻求社会组织的帮助。为服务对象和家属申请慈济义工的救助，有专业的专科护士义工定期上门免费为服务对象换药，并耐心教授家属换药手法和技巧，习得正确护理服务对象的方式。

（3）因服务对象长期需要换药包、隔尿垫、碘伏等消耗物品，且服务对象家庭物资匮乏，遂为其提供医疗物品、生活用品和物资，解决服务对象和家属的生活困难，增强服务对象支持网络。

（4）鼓励服务对象妻子接受社区介绍的打扫卫生工作，扩大交友圈，获得经济收入以及喘息机会。义工增加探访服务对象的时间与频率，给予服务对象更多陪伴。

（三）第三阶段：调节中观系统，进行生命回顾，与妻女"四道人生"

1. 主要目标

利用生命回顾疗法，改善家庭关系，调节中观系统，促使服务对象向家人"四

道人生",留下给女儿最后的礼物。

2. 服务内容

(1)以制作"旅行笔记"和整理相册作为给女儿的礼物为切入点,鼓励服务对象讲述过去,找到自己的优势,获得成就感,增强对生活的信心,培养积极的人生态度,找到人生的意义和价值,从而能够感恩惜福。通过引导服务对象回顾自己独特的人生经历,检视过去的失败,进行重新整合与梳理,协助服务对象对生命价值进行理性思考,重新探索自己面对世界的态度,服务对象通过自我发现及自我肯定来促进生命成长及阶段转化,从挫折和失败中获得人生经验和智慧,从而发现新的人生意义,形成新的生命价值观。让妻子和女儿能够从中获得经验和思考,留下家庭的精神财富。

(2)社会工作者运用观看老照片的方式陪伴服务对象回顾人生,并邀请服务对象妻子参与,给予服务对象心理支持,同时也让服务对象有机会给予家人亲情补偿,融洽与妻子之间的关系。社会工作者引导服务对象更好地同妻子表达自己的感受,与服务对象以及家属一起整理旧照片,回忆过往经历,制作生命故事相册,将对女儿的祝福、期待、希望等写入生命故事相册之中,增强服务对象与家人的情感联结。

(3)调节中观系统,改善家庭关系,服务对象及妻子遗憾两人没有美好的回忆也没有收到过彼此赠送的鲜花与礼物,社会工作者与服务对象策划给妻子的惊喜,赠送鲜花和礼物并进行拍摄给家人留念;社会工作者与服务对象沟通,鼓励、引导服务对象趁此机会向妻子表达爱意与感激。服务对象说出了"爱你,你辛苦了"这样温暖的话语,妻子感动流泪。妻子也能感受到服务对象对自己的爱,内心的压力、消极情绪也得到适当程度的宣泄。

(4)社会工作者陪伴服务对象及家属一起观看送礼物的视频,服务对象和家属一起述说了对视频的感受,增强自身勇气与希望。社会工作者通过真诚、自我表露等方式与服务对象沟通,给予服务对象心理支持,减少服务对象平日卧病在床的孤独感等消极情绪。关心家属的身心状况,进行情感和情绪支持;引导服务对象反向关怀家属,让家属感受到其对自己关心、爱与感激,以缓解自己的内心压力、促进心理状态平衡。

(四)第四阶段:持续关注宏观系统,扩大服务对象支持网络

1. 主要目标

通过义工和社会各界的关心支持,促进服务对象与周围环境的互动。

2. 服务内容

（1）社会工作者安排宁养院义工团队，制订服务计划，每周探望服务对象，陪伴服务对象聊天，制作"旅行笔记"；为服务对象按摩、翻身，帮助家属做简单家务；社工与义工分享最近时事新闻，让服务对象不出门了解天下事。社会工作者及义工陪伴服务对象妻子制作其拿手的小吃，丰富服务对象及家属的日常娱乐生活。

（2）服务对象卧床不起，没有出门的机会，不知道外面发生了什么变化，一直期待能够看看自己生活的地方，宁养义工团队到服务对象曾经生活的地方拍摄视频，让卧床的服务对象感受外界的变化，了解自己曾经生活的地方。

（3）邻里觉得楼道异味是服务对象家中传出，对服务对象家指指点点，让家属焦虑不已，社会工作者与义工一同查找居住楼道异味的原因，发现是楼道电线老化烧焦，并向邻居解释，解除邻居对服务对象家的误解，促进和谐的邻里关系。

（五）第五阶段：进行预期性哀伤辅导工作，让生死两相安

1. 主要目标

通过与家属沟通服务对象病情进展，开展预期性哀伤辅导工作，为服务对象临终做准备。

2. 服务内容

（1）由于家属对丧葬费用有担忧，社会工作者了解服务对象身后事的相关程序及费用，联系福州市圆满生命关怀服务中心，与一条龙负责人沟通丧事及各个流程的费用，以及低保可以减免费用等，让家属做好心理准备和及时应对。

（2）家属担心服务对象在生命最后见不到女儿，因此召开家庭会议，澄清家属的期待，告知服务对象临终前可能会出现的情况，让家属和女儿做好心理准备。同时联系服务对象在外地读书的女儿，与女儿的老师沟通父亲病重事实，做好随时请假回家的准备，可以赶回家送父亲最后一程。

五、评估总结

（一）目标达成情况

1. 微观系统

（1）服务对象疼痛缓解，症状控制，身体舒适。服务后 NRS 评分 0～1 分，服务对象感觉舒适，生活质量提高，宁养院提供的免费药费总额 103 916.67 元，大大减轻服务对象的家庭负担。

（2）服务对象接纳疾病所带来的痛苦，情绪得到纾缓，获得情感和社会支持。

2. 中观系统

（1）向妻子道爱、道谢、道歉、道别，与家人共享最后的生命时光。

（2）服务对象及家属得到宁养团队以及义工团队的支持和陪伴，走过人生低谷。

（3）促进服务对象与家人互动沟通，家人间四道人生不留遗憾。

（4）服务对象留下给女儿的爱的礼物，与家人建立联结。

3. 宏观系统

（1）申请到低保及救助，得到社会组织及公益机构的帮助。

（2）获得义工服务团队的支持和帮助，得到理解与接纳。

（二）结案评估

1. 服务对象评价

服务对象身体疼痛得到控制，躯体不适症状缓解，得到家人、医务人员和义工的关心和支持，留下给女儿爱的礼物，感恩而知足。

2. 家属评价

家属因为服务对象的鲜花以及道爱，感动到哭了，表示"虽然我一直知道他是爱我的，但是听他说出来还是很开心。我这辈子都没有收到过鲜花，现在做了很多不敢想的事，你们和家人一样，真的觉得值得了"。

3. 社会工作评估

服务对象微观系统问题得到缓解，疼痛控制，躯体症状缓解，生活质量提高。

协调服务对象中观系统，使其与家人相互关爱，四道人生，留给女儿爱的生命礼物，服务对象与家属生死两相安。

宏观协调上，链接社会资源，扩大了服务对象支持系统以及与周围环境的互动。

（三）专业反思

1. 生命回顾疗法对晚期癌症患者的意义

服务对象正值中年，人生中许多重要事件尚未完成，通过生命回顾重温生命历程，服务对象看到自己一生的重要性，使得自己的人生更有意义，生命回顾中妻子一同参与，相互诉说辛酸艰难，理解对方的艰难和辛苦，促使家庭融洽。

2. 关注服务对象家庭的实际困境

服务对象及其家庭无收入来源时，应该首先将焦点集聚在解决最困难的经济问题上，缓解困难，为服务对象及其家庭提供救助的讯息和救助的途径，寻找有效的社会资源，解决服务对象现存的困境；其次，提高服务对象及家属的求助意识，增强其应对风险的能力，让服务对象及其家属能够"助人自助"。

3. 关注服务对象家属的需求

社会工作者在协助服务对象的同时更应该注意到家属的需求，因为家属不仅需要照顾服务对象，承担家庭压力，获得经济收入，还需要面临亲人离别的痛苦，承受巨大的艰辛与压力，而这些压力往往无处倾诉和释放，导致家属长期压抑自我。社会工作者在服务过程中也应关注这些需求和困境，从而让服务对象和其家属都能够获得帮助和支持。

参考文献

[1] 许丽英, 翁智超, 莫楠. 论临终关怀社会工作核心能力的培养——基于实习与督导的反思 [J]. 中国医学伦理学, 2019, 32 (9): 1183-1187.

[2] 李海燕. 家庭抗逆力视角下晚期癌症患者社会工作实务研究 [D]. 贵阳: 贵州大学, 2019.

[3] 许丽英, 童敏, 翁智超. 社会工作对临终患者主体性转换的伦理策略 [J]. 医学与哲学, 2019, 40 (11): 21-25.

[4] 董清瑜. 社会工作介入晚期癌症患者及家属临终关怀的实践研究——以老年人个案工作为例 [J]. 法制博览, 2019 (11): 291.

[5] 康宗林, 黎莹, 王京娥. 安宁疗护中嵌入性灵性照护建构 [J]. 医学与哲学, 2019, 40 (19): 12-16.

[6] 吴新, 邓涤, 赵运香, 等. 宁养患者的灵性困扰调查 [J]. 药品评价, 2012, 9 (12): 25-28.

用爱缝合生命的裂缝
——优势视角介入的宁养服务

广东医科大学附属医院宁养院　余红珍

一、背景介绍

(一) 个案背景

心理辅导和情绪支持是宁养服务的重要内容，也是社会工作服务的重点之一。倾听、同理、接纳、鼓励是社会工作者心理辅导中的基本工作方法，社会工作者需要思考如何更好地同理和接纳服务对象的感受，设身处地为其着想，与其分享自己的感受，并给予鼓励和支持，协助其走出情绪的困境。本案例运用优势视角的技巧，发掘服务对象个人、集体或者社会等层面的优势和潜力，培养和提高服务对象的抗逆力，激发其战胜困难的动力和决心。运用优势视角理论不仅改变了社会工作者在服务关系中处于主导地位的状况，而且还体现"助人自助"的社会工作核心理念，该视角利用个人以及环境的优势为服务对象创造了一个有意义的未来，为社会工作者开展心理辅导提供工作方法借鉴。

(二) 服务对象基本资料

1. 服务对象简介

服务对象游女士，45岁，患病前是环保工人，高中学历，怀孕期间便与前夫离婚。女儿与其一起生活，现13岁，读初一。服务对象患病前主要靠打临时工维持生活和照顾女儿；患病后，其医药费和生活经济来源主要靠政府最低生活保障和亲友们的支持及照顾。2018年8月28日，服务对象因宫颈癌骨转移，身体疼痛加剧，经济困难，到宁养院接受宁养服务。

2. 家庭结构及支持系统

服务对象的父亲在多年前去世，母亲年迈体弱，其余五个兄弟姐妹生活也不宽裕，他们每家都有多个年幼的孩子，靠打工维持生活。服务对象因与前夫的姐姐（陈某）关系亲密，离异后也多有交流，其生病后大部分治疗费用靠陈某来支付，后来陈某因个人发展到法国工作和定居，但时常也有电话或微信联系。服务对象病情加重后，生活大部分无法自理，主要靠弟媳和小妹照顾，其他亲人偶尔来探望。

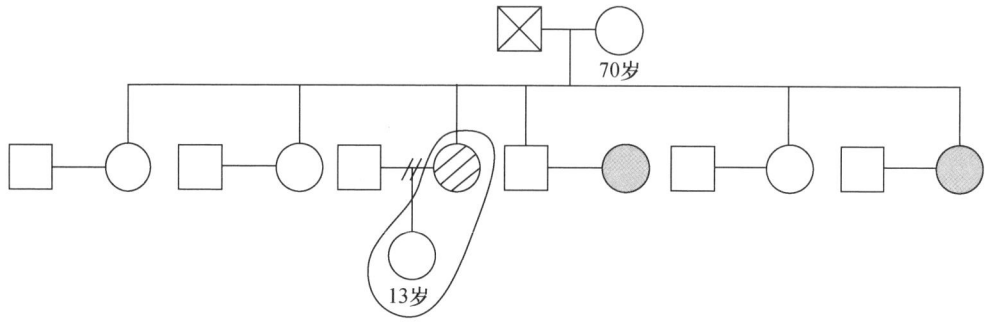

二、需求分析

(一) 干预理论

优势视角是一种全新的视角和理念,其概念框架基于对缺陷模式的挑战而建构起来,核心概念围绕洞见到服务对象的优势和资源而形成。优势视角下,社会工作者不能以专家、权威人士自居,因为这种不平等的关系不易帮助服务对象发现自己的优点并树立重振生活的信心。因此,社会工作者应该扮演合作或咨询的角色,从服务对象的故事、叙说中得到教益和启示,并促使共同的改变,以开放的心态与其形成良好的沟通,协助其实现目标。

基本假设:

(1) 优势视角相信人可以改变,每个人都有尊严和价值,都应该得到尊重。游女士哪怕到了生命的末期,仍然保有生命的尊严和价值,应当获得疼痛的治疗、舒适护理及关系的和谐等照护,获得尊重。

(2) 优势视角认为每个人都有自己解决问题的力量与资源,并具有在困难环境中生存下来的抗逆力,即便是处在困境中备受压迫和折磨的游女士,我们同样相信她具有自己从来都不曾知道的与生俱来的潜在优势。

(3) 优势视角认为在社会工作助人实践过程中关注的焦点应该是服务对象个人及其所在的环境中的优势和资源,而非问题和症状,改变的重要资源来自于服务对象自身的优势,个人的经验是一种优势资源。

优势视角超越了传统的问题视角的理论范式,关注点在于服务对象的优势和潜能。它强调要把注意力聚焦于服务对象游女士如何生活、如何看待她的世界以及从她的经验里找出意义。

运用社会工作优势视角的观点思考游女士的问题时,并不是要刻意忽略其痛苦或不足之处,而是期待以另一种角度出发,协助游女士以另一种态度去思考自己的问题与改变的机会，使得问题对于游女士或其他人较不具威胁性，当危险性降低时，游女士与他人愿意解决问题的动机便会提高。

（二）问题评估与分析

（1）服务对象遭受身体痛苦与心理痛苦的双重压力。服务对象病情日益加重，长期卧床，双下肢水肿，精神较差，身体疼痛靠镇痛药控制，长期病痛折磨导致其意志消沉，遭遇心理危机和经济危机。

（2）家庭贫困，经济压力大，又缺乏照顾者。服务对象因病情丧失工作能力，在患病后靠亲友们借钱治病和维持生活，负债累累，且大部分生活无法自理，又缺乏照顾者，经济和生活压力都非常大。

（3）对未成年女儿未来生活的担忧与牵挂。服务对象家中还有13岁的女儿要抚养，然而因身体状况和经济原因，无法尽到抚养义务。服务对象怨恨前夫抛弃她及女儿的行为，这也使服务对象心生自卑，担心自己过世后女儿的照顾问题，各种压力的合力作用使其心理失衡，情绪不稳定，感到无助、焦虑、悲伤，不知如何面对现状，常有轻生念头，家属们看到这种情况也感到焦急又无力。

三、服务计划

（一）服务目标

1. 总目标

协助宁养团队为服务对象控制疼痛，改善及缓解其负面情绪和压力，放下怨恨，树立自信和对生活的希望，完成未了心愿。

2. 分目标

（1）引导服务对象接纳宁养服务，协助医护社人员跟进其疼痛控制情况，缓解其疼痛及身体护理各方面的问题。

（2）对服务对象个人和家庭的优势进行聚焦，植入优势视角理论，引导其体会自我的尊严和价值都应该得到尊重，同时也有面对困难的抗逆力，避免意外事件发生。

（3）缓解服务对象焦虑的情绪和压力，帮助其调整消极心态。

（4）协助处理服务对象及其女儿的照顾问题。

（5）为服务对象寻找社会资源帮助，协助其完成心愿，提高生活质量。

（二）服务策略

首先，配合医护团队帮助服务对象控制疼痛，提供舒适照护，提高服务对象的生活质量，建立专业关系。

其次，通过电话慰问，了解和评估服务对象身心状况，给予陪伴及支持，促进专业关系巩固，发掘其自身的资源与优势，引导其接纳自我。

接着，通过门诊服务，与服务对象的亲友们面谈，评估和挖掘服务对象个人和家庭层面的优势，给予肯定和引导，协助处理服务对象及其女儿的照顾和经济问题。

然后，通过上门探访，对服务对象所具有的优势和资源聚焦，从而发掘和培养服务对象的潜在能力，提高服务对象的抗逆力，激发其战胜困难的觉悟和决心，治愈和整合，帮助其形成新的自我。

最后，整合和转介社会资源，缓解服务对象经济压力，帮助其完成未了心愿，提高服务对象的生活质量。

四、服务实施

（一）第一阶段：协助宁养医护团队，做好癌痛治疗方案

服务对象身体癌痛及其他不适、对外界的帮助的抗拒和怀疑、与人沟通时情绪消极，也是个案服务过程的主要问题之一。宁养医护人员首次探访疼痛评估：服务对象右腹股沟区可扪及一个约 4 cm×2 cm 大小肿物，质硬，固定，轻压痛，右髋骨叩痛，右股骨中上段轻微叩痛，以右髋部及右下肢部闷痛、牵拉痛为主，行走及膝关节伸直时疼痛加重，为骨转移灶引起的躯体和骨性疼痛。接受宁养服务前服用盐酸羟考酮缓释片 20 mg 每 12 h 一次口服，仅可镇痛 6 h，服药后平均 NRS 评分 5 分，呈中度疼痛。

宁养服务是服务对象的重要环境优势，社会工作者与宁养医护团队跨专业一起合作，引导服务对象与宁养医护人员有良好的沟通，同时协助宁养医护团队为其控制好疼痛，制订癌痛治疗和家居护理方案，建立专业关系，使得服务对象得以有较好的身体状况，从而才能顺利去处理服务对象其他问题。

1. 癌痛治疗

宁养院医生依据 WHO 所推行的癌痛三阶梯治疗原则，中重度疼痛使用强阿片类药物治疗，并予以即释吗啡片控制暴发痛。初诊时，服务对象已经在用盐酸羟考

酮缓释片 20 mg 每 12 h 一次口服，服药后平均 NRS 评分为 5 分，呈中度疼痛。宁养院给予硫酸吗啡缓释片 60 mg 每 12 h 一次口服镇痛治疗，NRS 评分由 5 分降至 2 分。宁养服务期间，宁养院根据服务对象的疼痛情况及时调整镇痛药剂量，出现暴发痛时，给予盐酸吗啡片解救，使得服务对象疼痛 NRS 评分基本维持在 2 分及以下。

2. 控制恶心呕吐与便秘

指导服务对象用多潘立酮片 10 mg 每日 3 次口服以及甲氧氯普胺片 5 mg 每日 3 次口服治疗后，恶心、呕吐明显好转。关于便秘，给予乳果糖口服液 30 ml 每日 1 次口服，大便每 2~3 天排一次。指导患者养成每日进食新鲜水果蔬菜、做收腹鼓肚练习和顺时针按摩腹部等促进肠蠕动的习惯，做好居家护理等内容。经宁养院舒适护理指导，服务对象生活舒适度提高，情绪逐渐趋于稳定。

（二）第二阶段：挖掘优势，缓解心理灵性痛苦

1. 对服务对象及其家庭优势进行聚焦，植入优势视角理论

服务对象病重无法自理，疼痛加剧，心情焦虑，情绪波动大，也曾有自杀念头。社会工作者接案与介入后，设定服务目标，了解到服务对象因个人经历，时常感到迷茫无助和绝望，其主要担心身体疼痛会加剧无法得到处理，将不久于人世，担忧女儿未来的照顾问题。社会工作者给予同理及回应，与服务对象倾谈，自我披露，使服务对象产生共鸣，服务对象回应接受宁养服务的感受——在医护社人员的帮助下，其身体疼痛得到缓解，获得了舒适护理，心理灵性等各方面问题获得支持，从中感受到陪伴和希望。社会工作者运用优势视角，引导和鼓励其感受自身及家庭的优势，看到自身的优点。社会工作者肯定服务对象十多年来独自抚养女儿，这份母爱很伟大、坚强及不易。社会工作者运用榜样的力量，植入希望，服务对象感受到自身的力量和周围的关心，摆脱危险想法，正确面对病情，积极面对生活。

2. 纾缓负性情绪，激发服务对象抗逆力和优势

服务对象向社会工作者倾诉自身经历，其和前夫离婚时刚怀孕，前夫曾多次强制服务对象把腹中的女儿打掉，是她坚持卖掉嫁妆把孩子生下来抚养长大。因缺少父爱和家庭的温暖，服务对象的女儿长大后曾抱怨觉得没人爱她，为何母亲要生下她。服务对象认为，生病前还可以给予女儿温暖和陪伴，通过自己的努力给予女儿更好的生活和未来，生病后生活变得无比艰难，不但无法给予女儿未来生活的保障，如今日常生活维持都艰难，只能靠娘家弟弟妹妹给予生活帮助和经济支持。但家属们的经济也不宽裕，都有各自的小家庭要照顾。这些打击让服务对象丧失了生

活斗志，觉得自己很不幸，还给家人们和女儿带来苦难，不知道生活如何继续。

服务对象负面情绪得到宣泄，社会工作者给予同理支持。与服务对象一起回顾人生，从其勇敢结束不幸的婚姻，独自带着女儿长大，使女儿得到很好的教育、健康的成长，同时身边不但有家人的支持，还有很多好朋友的帮助，从中引导服务对象发现自己的能力并运用资源来增强自己的优势，激发服务对象的抗逆力。在这个过程中，服务对象对她前夫的"抛弃"，慢慢选择看开，也理解前夫有新家庭要照顾，不想用以前的事情来影响女儿的成长和生活。在前夫的姐姐陈某的帮助和引导下，如今前夫偶尔也会关心女儿，女儿觉得开心，她也觉得欣慰。同时，陈某承诺，如果服务对象的女儿初中毕业后想去法国读书，会照顾她至成年，如果她不想去法国，服务对象的亲人们也愿意照顾她到成年，服务对象感动的同时也尊重女儿的选择。

（三）第三阶段：协助处理照顾者问题，提供社会支持

1. 协助处理服务对象家庭照顾问题

与服务对象的家属们交流，讨论服务对象及其女儿以后的照顾问题，通过家庭会议，经过家属们协商，对此也做了安排。社会工作者鼓励服务对象与家属们进行人生"四道"，使其再次感受到来自家庭的支持，增加服务对象的价值感。服务对象也肯定了自己一直以来的勇敢和坚强，也觉得女儿很多时候都懂事，家人在这个时候的不离不弃，在医院治疗时有朋友经济上的支持。现在生活困难，缺乏照顾者，她兄弟姐妹们虽生活也不易，但愿意合资请一位生活保姆，照顾她和女儿。而且陈某也借房子给她住，很大部分减缓了她和女儿生活上的困难，是她不幸中的大幸。与社会工作者分享个案中的特殊弱势人群相比，她觉得自己能有那么多人帮助，可以有这么好的生活质量，要懂得感恩，不应再有随意放弃生命的念头、让大家为此担心，服务对象的能力再次得到正强化。

2. 提供社会支持，协助服务对象完成心愿

社会工作者介绍宁养义工陪伴服务对象聊天（图1），辅导其女儿功课，示范照护技巧（图2、图3），促进服务对象和女儿的沟通和交流，引导彼此之间的体谅和理解，服务对象和女儿的关系越来越亲近。宁养义工了解到服务对象及其女儿的心愿（服务对象希望得到女儿的谅解），协助她们完成。服务对象在母亲节的时候收到了鲜花（图4）和女儿亲手做的饭，女儿向服务对象道歉、道谢、道爱，服务对象觉得自己所有努力得到了感知，热泪满面，感谢有宁养团队，感谢大家的帮助。

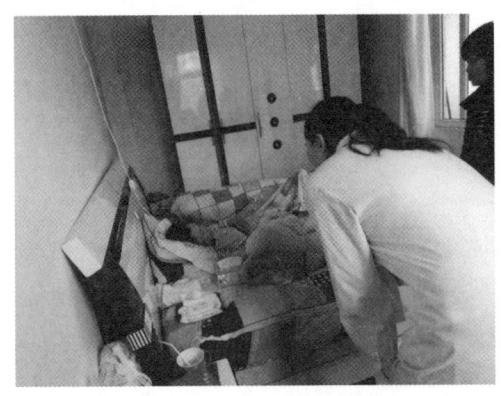

图1 社会工作者倾听服务对象诉说

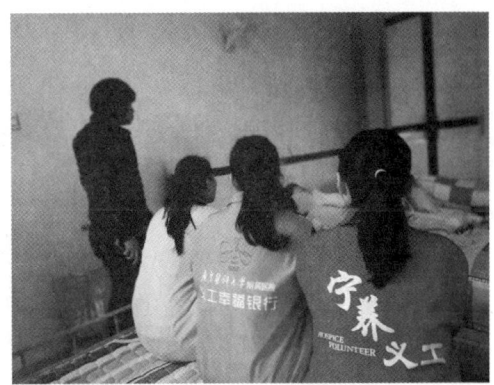

图2 义工陪伴服务对象

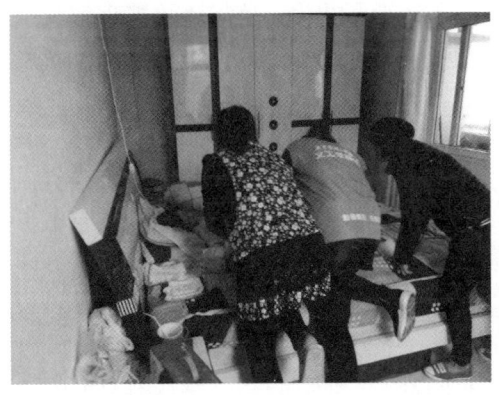

图3 言传身教,为家属示范照护技巧

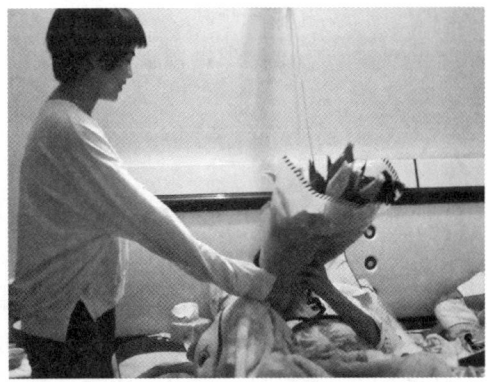

图4 服务对象的女儿向母亲表达爱与感恩

另外,社会工作者为服务对象寻找到社会链接,有社会爱心人士为服务对象及其家庭送上豆油、牛奶、大米和赞助金等,部分缓解其经济压力。

五、评估总结

(一)服务成效

在宁养医护社人员的帮助下,服务对象的疼痛得到控制,心理压力得到纾缓,情绪恢复平静,逐渐放下执念,感受大家给予的支持。宁养义工为服务对象的女儿辅导功课并给予陪伴时,也引导女儿更好地理解母亲,感受到自己是被爱和珍惜的,帮助母女俩更好地相处和表达情感。服务对象重新树立生活的自信和希望,心平气和地跟大家交流,对周围的人表达着祝福,认为自己活着的每一天都是赚来的,对生命表达着感恩。

（二）结案评估

1. 服务对象评价

服务对象和家属情绪恢复平静，接纳现实，感受到大家给予的支持，对生活充满希望和感恩。

服务对象觉得自己在人生这么糟糕的时刻，宁养院同仁能不离不弃，让她感受到社会的温暖、人间的真情，也让自己的身心得到平安，觉得这世间还是好心人多，非常感恩现在的生活，希望女儿将来也做个对社会有用的人。

2. 家属评价

服务对象的妹妹也表示，服务对象以前是个脾气很倔的人，家属们总觉得与其沟通困难，在接受宁养服务的过程中，服务对象改变了很多，家属也更能理解和照顾服务对象的痛苦，她也肯定了家属们的努力，家属在表达爱的同时也学会了感恩和珍惜。

3. 社会工作者评估

服务对象得病后，身心备受折磨，失去生活的信心，抗拒外界的关心，陷入对人生迷茫和绝望、自责、怨恨、愧疚等负面情绪中。社会工作者配合医疗、护理团队，使服务对象疼痛及护理问题得到及时处理，获得其满意的生活品质。服务过程中社会工作者运用同理、接纳、鼓励、优势视角等技巧，引导服务对象学会发掘自己的能力以及欣赏自己优点，认清自己所拥有的资源，增强自信，承认自身面临的问题和痛苦，并运用自己的能力和资源来增强优势，以理性情绪面对病情和生活，达到了助人自助的目标。最终通过过程评估和结果评估的方法对服务对象自身的变化进行评估，服务目标基本达成，服务对象及其家属对宁养服务表示满意。

六、专业反思

该个案服务难度较大，主要表现为服务对象病情严重，生存期不确定，经济负担大，缺乏照顾者，支持系统破损。社会工作者认为服务对象陷入困境，是因为其身心受病痛折磨及对自己的照顾问题和孩子将来照顾问题忧心而产生一系列负面情绪及心理危机，在得到宁养服务后，服务对象缓解了部分经济压力，身体疼痛也得到控制。在这个基础上，社会工作者运用优势视角帮助服务对象发掘本身家庭支持系统，为其争取到的部分社会资源和介绍义工陪伴支持，解决了服务对象及其女儿的照顾问题，同时也得到女儿的理解和感恩，服务对象的情绪因此稳定许多，正确自我认识，增强自我价值和尊严，负面情绪得到治愈和整合，重建生活信心和意义，感恩生命，拥有爱人和被爱的能量，改善与亲友之间的关系，提高了生活质量，这也突显出了优势视角在临终关怀医务社会工作中的作用。

可以假设，如果服务对象病情加重，来不及开展一系列服务，这个个案是没办法进行的。再者，如果她的疼痛也得不到控制，家属们不但要面对服务对象的照顾问题，还要承担其医药费用问题，社会工作者又无法为服务对象争取到更多的社会资源，个案介入将会困难许多，此时社会工作者的情绪支持、优势视角又能在多大程度上帮助到服务对象？这也展现了医务社会工作中跨专业团队医疗服务的重要性。

社会工作者反思最多的是，在服务个案过程中，服务对象已无法自理，但其前夫从未表示过要把孩子带过去养育，考虑到孩子照顾和健康成长的问题，解决服务对象对孩子的担忧，社会工作者希望组织服务对象及其前夫和其他家属开展一次家庭会议，沟通孩子照顾的问题，但服务对象及其家属多次回避前夫的话题，更多是感谢前夫的姐姐的帮助。服务对象不愿打破其与前夫现在"平衡关系"，选择回避的方式，社会工作者尊重服务对象意愿，也不能因为要达成服务目的，去刻意打破两者之间的关系。立足社会工作"助人自助"的宗旨，服务过程很多时候也只能在服务对象及其家属接受的"范围"去开展服务。

参考文献

[1] 宋丽玉，施教裕. 优势观点：社会工作理论与实务[M]. 北京：社会科学文献出版社，2010.
[2] 李闰华. 安宁疗护社会工作[M]. 台北：洪叶文化，2013.
[3] 朱福，赵桂绒. 医务社会工作临床案例精选[M]. 上海：文汇出版社，2017.
[4] 李嘉诚基金会「人间有情」全国宁养医疗服务计划办公室. 纾缓医学——晚期肿瘤的宁养疗护[M]. 北京：高等教育出版社，2014.
[5] 朱孔芳，杨旭，丁慧敏，译. 社会工作技巧手册[M]. 上海：华东理工大学出版社，2008.

带着关爱，与你同行
——丧偶癌末老人的家庭治疗介入

粤北人民医院宁养院　钱艳

一、背景介绍

（一）个案背景

服务对象的生理、心理、社会、灵性情况与社会的支持、家庭的理解、亲人的温暖、周围环境变化等因素息息相关；隔代教养家庭存在亲子沟通问题，关系失衡，导致服务对象负面情绪积累，生活质量降低。宁养团队关爱、陪伴服务对象，协助缓解紧张的隔代亲子关系，营造和谐的家庭氛围，让服务对象及其家人相互感受到彼此的爱意。

（二）基本资料

1. 服务对象简介

霜女士，64岁，小学文化，无业，无宗教信仰。多发性骨髓瘤 IgG 型（ISS 分期 Ⅱ 期），曾先后行多程规范化疗，因双小腿疼痛不适接受宁养医疗服务，服用盐酸羟考酮缓释片 30 mg 每 12 h 一次，NRS 评分 3～4 分，为中度疼痛，睡眠受影响；QoL 评分为 32 分，评分等级为"一般"；KPS 为 40 分。

2. 家庭结构及支持系统

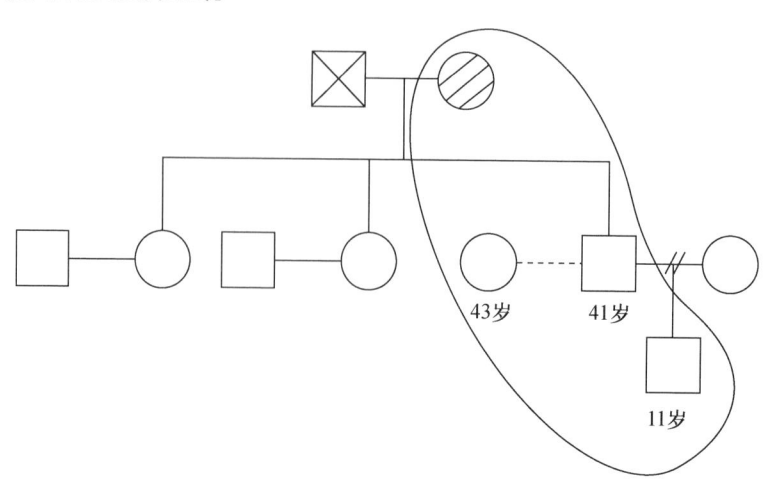

服务对象的丈夫于八年前病逝，后随小儿子一同在韶关生活。服务对象以前务农，无社保和退休金，现生活来源依靠儿子列车乘务员工作所得，其大女儿远嫁东莞，小儿子需经常出差在外，其小儿子女友偶尔过来帮忙，且承担起取药任务。二女儿也是列车乘务员，家离服务对象不远，时常过来帮忙。其孙子小伟今年11岁，父母离异后，便跟着服务对象长大，现每晚与她同床睡觉，协助夜间照顾。

二、需求分析

（一）干预理论：家庭治疗

家庭治疗通常以家庭整体为单位进行介入，鼓励家庭成员一起参与到治疗过程中。它一般以家庭中某一成员的问题为介入点，对家庭中成员之间的互动状况进行整体性干预，以此来促进整个家庭及个人问题的有效解决。

家庭治疗强调，通过理顺家庭关系，加强家庭积极功能，构建新的互动模式来达到改变个人所处的家庭环境，帮助个人和家庭成长的目标。

负面的家庭环境会带来不健全的家庭功能，家庭成员之间公开表露愤怒、攻击和矛盾的程度越高，服务对象的情绪趋向易激惹、易焦虑的状态，越容易导致病情的加速恶化，从而让家属感到愧疚，甚至抱憾终身。因此，改善家庭成员的互动模式，使患者感受到家庭的温暖，在生命的最后阶段得到心灵慰藉，对提高患者及其家属生活质量均起着积极作用。

（二）家庭治疗诊断与评估

（1）服务对象家庭代际界限模糊，角色功能失调，内心焦虑。

（2）服务对象孙子小伟正读小学六年级，成绩较差，出现一系列青春期叛逆行为，如玩手机游戏上瘾、顶撞长辈等，且未能正视自己的问题和学习的重要性。

（3）首先，责备型沟通模式导致亲子关系紧张。奶奶在与小伟沟通时常常将自己的思想强加于人，且指责居多，忽略小伟的感受。小伟爸爸对正值青春期的儿子要求严格，时常对小伟的言行表示不满及责备。其次，服务对象疾病导致家庭功能失调。因二女儿和小儿子长期出差在外，话题仅限于在服务对象病情或生活上的照顾，忽略了对孩子教育和心理方面的关注。在小伟进入青春期出现问题后，服务对象不知所措，家庭成员也放任自流，逐渐地加重了这种恶性循环。

三、服务计划

（一）服务目标

1. 总目标

促进服务对象与家庭成员之间的沟通与交流，尤其是祖孙之间，建立有效、平等的互动模式，协助服务对象带着关爱出发，用彼此接纳的方式，相互温暖。

2. 分目标

（1）协助服务对象认识到当前家庭互动沟通模式对成员间关系造成的影响，鼓励坦然面对问题，引导学习正确的沟通方式，纾缓服务对象孤独、焦虑情绪。

（2）鼓励小伟合理安排作息时间，与服务对象重建和谐关系，重拾自信。

（3）鼓励服务对象的儿子关注服务对象身心需要，提供情感支持，同时保持与小伟坦诚交流，给予小伟信心，建立起健康的家庭互动模式。

（二）服务策略

首先，纾缓服务对象焦虑、孤独的感受，并通过家访对家庭功能进行初步评估，了解其家庭规则、成员间的沟通模式、原因及影响。

其次，引导服务对象回忆发生在祖孙之间的冲突，通过重新定义和解读，帮助服务对象打开心结，通过家访和电话访谈，向家庭成员展示家庭中最重要的问题，引导其学会改变，进而促进相互"四道"，即道歉、道谢、道爱、道别，让服务对象和小伟都能感受到关怀和爱意。

再次，安排宁养义工定期上门帮小伟辅导功课，建立同辈支持，与服务对象谈心聊天，提供情感支持。

最后，提供一些改善小伟与家人关系，维持和谐家庭关系的建议与技巧，协助服务对象和家庭成员理解有效沟通对促进家庭功能、和谐成员关系的重要性，提升家庭成员解决问题、共同成长的能力。

四、服务实施

（一）取得信任，建立专业关系

1. 主要目标

（1）与服务对象及其家人建立专业关系，收集家庭的各类信息。

（2）了解服务对象的社、心、灵需求及家庭沟通模式等，对家庭功能进行初步评估。

2. 服务内容

运用尊重、关注、接纳和同理等技巧对服务对象进行心理疏导和情感支持，找到解决问题的突破口，建立与服务对象及其家人的信任关系；与服务对象的二女儿、小儿子、孙子进行沟通，客观分析问题背后的原因，引导家庭成员们认识到现存问题与家庭成员的交往方式、沟通模式及家庭规则都有密切的联系，邀请每一位成员参与到问题解决过程中来。

（二）引导服务对象认知的改变，促进正确施爱

1. 主要目标

引导服务对象感知自己的价值，为建立良好的家庭互动模式提供支持。

2. 服务内容

引导服务对象讲述生命故事，系统地回顾人生，从现实生活和人际关系中找到寻找意义，感知自我价值及对他人的重要性。社会工作者通过多次会谈，引导服务对象回看发生在祖孙之间的由沟通引起的冲突，将其带入情境中，通过重新定义和解读，协助服务对象认识到一直以来，祖孙之间沟通方法的局限性，同时，指导服务对象学习非暴力沟通的方法，了解青春期孩子的特点，促进其模仿学习、提高自我效能。

（三）发挥家庭成员功能，优化服务对象的外部环境

1. 主要目标

改善不良的家庭交往方式，促进家庭成员之间良性沟通。

2. 服务内容

社会工作者通过多次访谈小伟，了解他与服务对象互动沟通等情况，引导小伟对家庭关系进行反思，认识到服务对象言行的表象与实质。小伟感受到，且明白奶奶管教的初衷，只是方式有误。逐步消除小伟对服务对象的非理性看法。

安排宁养义工与小伟建立同辈支持，通过提供信息、自我披露等专业手法引导小伟认识到手机游戏上瘾的危害，同时，实施系统脱敏疗法，与其达成承诺，逐步脱离手机游戏。

以家庭在沟通方面存在的问题为介入点，社会工作者指导家庭成员面对问题，

采取行动。就小伟的学习生活、服务对象的身心需要等问题，定期与小伟父亲进行电话交流，引导其认识到与家人交流沟通的重要性，做到与服务对象及小伟保持耐心，重视倾听与鼓励。

此外，社会工作者多次与服务对象的大女儿、二女儿电话交流，引导她们日常与服务对象联系时，多给予理解、关爱及正面引导，提高服务对象的抗逆力。

（四）激发临终反向关怀动力，促成"四道"

1. 主要目标

激发服务对象反向关怀亲友的动力。

2. 服务内容

社会工作者首先运用家访、电话咨询等方式，引导和鼓励服务对象给予亲友临终反向关怀，同时指导家属与服务对象互动，促成自我表达。

在一次家庭聚餐中，服务对象向家人分享自己患癌后的心路历程，以及她对晚辈的期待和嘱托，并在此过程中相互"四道"。随后，服务对象与家人深入交谈，最后与家人相拥而泣。

服务对象的儿子前来取药时，对社会工作者说道："你们一开始的介入，我没有抱多大希望，现在很惊喜，看到母亲的改变，我们都感觉心离得更近了……"并鞠躬感谢宁养院的帮助。

随后，以完成心愿为介入点，社会工作者引导服务对象说出心愿——想在自己能够走动的时候，和家人完成一次外出游玩。在家人的促成下，服务对象与小伟在暑假期间到东莞游玩，圆满地达成了心愿。

一个月后，社会工作者上门探访，发现小伟与服务对象之间有了更多的话题，而且小伟和爸爸父子俩关系有所转变，一改之前紧张对立的状态。

（五）跟踪回访，巩固效果

1. 主要目标

加强和巩固家庭成员目前形成的良好的互动模式。

2. 服务内容

社会工作者运用家访、电话咨询等方式跟进服务，并继续安排宁养义工定期上门服务，义工服务富有支持性，体现着积极的人际关系和社会力量的关爱，促进了小伟的健康成长以及他与服务对象的良性互动。

五、评估总结

（一）服务成效

1. 个人层面

（1）服务对象沟通偏差的认知得以纠正，认识到自己与小伟关系问题的成因，学习到改善的方法和技巧。

（2）服务对象能够接纳自我，接纳疾病带来的限制，看到自己曾经为家庭的付出，肯定自我价值，改善了负面情绪，内心更为平和。

（3）通过宁养医疗服务，服务对象疼痛缓解，QoL 评分 42 分，生活质量提高，维持在"较好"水平。

2. 家庭层面

（1）服务对象与孙子小伟达成和解，能够接纳小伟原本的样子，祖孙之间的沟通模式得以改善。

（2）服务对象与儿女之间能够保持良性互动，同时，服务对象从精神层面给予家人反向关怀，家庭关系和睦。

（二）结案评估

1. 服务对象评价

服务对象表示，经过宁养院的服务，自己和孙子的关系有所转变，她与儿女们也能把握时机进行道歉、道谢、道爱和道别，家庭关系变得和谐融洽，随着心愿得到实现，自己内心变得平和了。非常感谢社会工作者帮她把对家人的爱以正确的方式打开并传递，温暖了彼此，感受很美好。

2. 家属评价

服务对象的儿子表示，母亲在患病后自己一度情绪低落，难以平衡好工作和家庭的关系，在无所适从的时候，获得了宁养院的支持，使他明白了母亲的期许和对子女的爱，明确了接下来自己应该怎么做。

3. 社会工作者评估

（1）服务对象疼痛及其他不适症状得以缓解，孤独、焦虑等负面情绪改善，生活的品质有所提升。

（2）服务对象与家庭成员之间的误会逐步消除，关系较之前融洽。

（3）服务对象儿子对小伟的学习和生活给予更多关注，不仅带给孩子关爱，也减轻了服务对象对小伟成长过程的担忧。

（4）服务对象的孙子小伟学会站在对方的角度思考问题，能够尝试自我管理和时间管理，学习成绩有所提高。

（三）专业反思

个案介入之初，社会工作者邀请服务对象的儿子参与家庭治疗，但是"家丑不可外扬"的传统观念，以及由于对社会工作者欠缺了解，他会偶尔逃避，使家庭治疗的开展遇到阻碍。

社会工作者充当家庭连接者、支持者、使能者等角色时，除了要恪守保密、真诚、表里一致、接纳和耐心等工作原则，还需对服务对象原有认知及家庭历程表示出尊重与接纳。在介入时，社会工作者需关注服务对象和家庭成员的反应及变化，及时调整服务策略，特别是在双方情绪持续波动阶段，更加需要耐心，以及巧妙的传递双方语句所表达的意思，促进家庭成员有效互动，在特定时间内给予必要的支持。

服务小伟，仅靠社会工作者和义工的力量是远远不够的，还需要亲友、社区和政府的共同协助，以完成助人活动。学校老师的赞美和鼓励能够促进此群体发现自身的优点、激发潜在的抗逆力，重新认识自己，提升解决问题的能力。同时，其他亲友作为服务对象与子女信息、情感的纽带，在调解亲子矛盾与误会、促进家庭和谐与稳定方面，能够起到不可替代的积极作用。

参考文献

[1] 维吉尼亚·萨提亚.萨提亚家庭治疗模式［M］.2版.聂晶，译.北京：世界图书出版公司，2015：60-65.

[2] 康宗林，王京娥，黎莹，等.临终反向关怀模式探析［J］.医学与哲学（A），2015，36（6）：21-24，42.

[3] 宋雪.联合家庭治疗模式在单亲家庭亲子关系调适中的应用［D］.南京：南京农业大学，2015.

道不尽，宁养情
——社会支持视角下资源整合干预

新疆医科大学附属肿瘤医院宁养院　卢建

一、背景介绍

（一）个案背景

晚期癌症患者及其家属面临身、心、社、灵多重压力，倍感痛苦，美国医学研究所于 2007 年发表的"恶性肿瘤全人照顾：满足患者的心理社会需求"报告中指出，患者的心理社会维度，包括合理的评估和干预，均应纳入所有恶性肿瘤患者常规治疗中。宁养医疗服务通过早期识别、积极评估、疼痛治疗及控制其他不适症状，包括生理、心理、灵性与社会层面困扰，预防和减轻身心痛苦，从而改善患者的生活质量。

（二）服务对象基本资料

1. 服务对象简介

服务对象 G 女士，53 岁，维吾尔族，小学文化，外来务工人员。确诊宫颈癌 4 年后盆腔转移，全腹胀痛伴恶心、呕吐、便秘，家境贫困，纳入宁养服务，NRS 评分为 7 分，为重度疼痛，影响睡眠；QoL 评分 31 分，评分等级"一般"；KPS 评分为 40 分，患者可下床活动，生活部分自理。

2. 家庭结构及支持系统

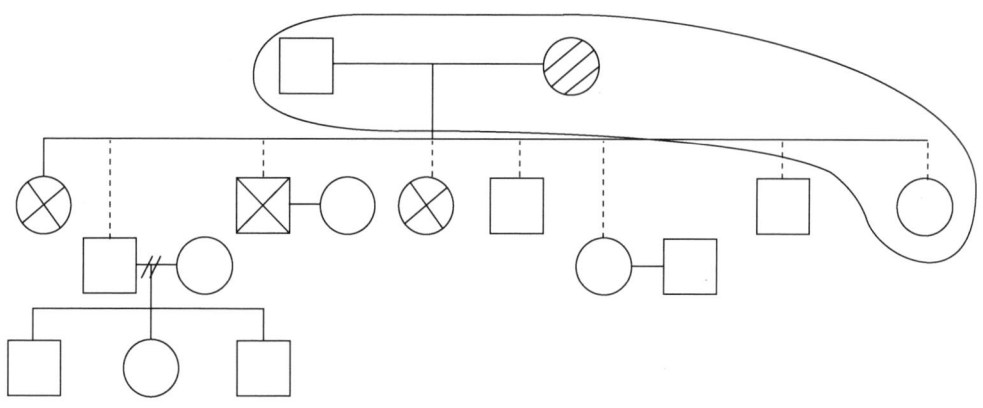

G女士的丈夫54岁，右下肢残疾，需借助拐杖行动，生活能够自理，可承担少许轻体力工作。G女士夫妇曾生育一女，于半岁时因病离世，之后G女士夫妇未再生育，相继抚养七名弃婴，其中两名因病夭折，一名长大后于25岁时病故，另外一名于18岁时离家出走，经多年查寻杳无音讯后，有关部门已按失踪人口记录在册。现有子女中，大儿子定居外地，离异，独自抚养3个年幼的孩子，难以给予患者人力物力方面支持；大女儿24岁，定居外地，结婚3个月余，初中文化，患有腰椎疾病，无法从事体力工作，无业，亦无法参与患者照顾；小女儿8岁，小学二年级。

G女士夫妇为外来务工人员，离开户籍所在地20多年，双方父母均于多年前病故。G女士为家中独女，本地无亲戚，原乡亲友无联系。G女士夫妇与小女儿共同居住，与现居所社区的联系，限于每逢节日期间获赠慰问品；G女士除办有医疗保险外，与其丈夫及女儿均无其他资源支持。

二、需求分析

（一）干预理论

依据社会支持理论，个体拥有的社会支持网络越是强大，应对各种来自环境挑战的能力越强。社会支持网络是指一组个体之间的接触，通过这些接触，个体得以维持社会身份并获得情绪支持、物质援助，以及服务、信息和新的社会接触。个体拥有的资源可分为个人资源和社会资源。个人资源包括个体的自我功能和应对能力，社会资源指个体社会网络的广度和网络中的人所能提供的社会支持程度。社会支持理论取向的社会工作，强调通过干预个体的社会网络以改变其在个人生活中的作用。尤其对社会网络资源不足，或利用社会网络能力不足的个体，社会工作者致力于提供必要的帮助，以协助他们拓展与丰富社会网络资源，提高其利用社会网络的能力，进而改善生存环境及生活质量。

（二）问题与需求

1. 躯体层面

G女士全腹胀痛伴恶心、呕吐、便秘，疼痛影响睡眠，不适症状持续3个月余未对症处理。G女士自诉疼痛难以忍受，无法正常生活。

2. 社会-心理-灵性层面

（1）居住环境：G女士租住于处于城乡结合地段的棚户区待改造区，交通不便，房屋老旧，面临拆迁，社区及周边可利用资源较为匮乏。

（2）经济状况：G女士夫妇于所在小区一处闲置的不足4平方米的土坯房内，出售蔬菜为生，收入微薄，勉强维持一家三口最基本的生活所需。然而这处小屋已列入社区规划范围，不久将拆除，G女士正面临即将失去这唯一的生活来源的窘境。由于外出务工后，G女士及其丈夫的户籍一直留在原地，无法享受现住地最低生活保障和大病救助等福利资源，而其户籍所在地因G女士夫妇外出日久且无房无地，亦难以提供相应支持。G女士经济最为困难的时期，需向邻居借钱维持必要的生活，比如购买过冬用煤，保证小女儿身体成长的蛋、奶等食物，以及小女儿上学期间校服、课外读物等学杂费用。

（3）人际交往：G女士及其家人不懂汉语，与外界接触、交流均感困难；与邻里关系和睦，有时可得到邻居衣食物品等馈赠。

（4）认知及情绪：G女士认为，自己的生活本就压力重重，确诊晚期癌症后更是雪上加霜，不堪重负。G女士身体、心理、灵性痛苦感受强烈，对自身、家庭及社会产生负性评价，内心无望，多次萌发轻生之念，但每看到残疾的丈夫和年幼的女儿，又难割难舍，于是"只能继续痛苦地活着……"

三、服务计划

（一）服务目标

帮助G女士建立起有效的社会支持系统，使她和家人改善生活质量，调整认知，重建希望。

（二）服务策略

发挥跨专业团队优势，联合社区、媒体、公益慈善机构、医院相关部门、社会爱心人士，通过提供身、心、社、灵全方位关护，合力帮助G女士及其家庭走出困境。具体策略如下。

1. 解决现实困难

（1）缓解躯体不适症状。

（2）整合资源保障基本生活所需，包括协调住房迁、改事宜，使其居有定所。

2. 增能使能

促进G女士及其家人学会发现与使用社会网络中的资源，增强自助能力。

3. 心理支持心灵关爱

调整偏差认知，改善悲观绝望情绪，提供预期哀伤辅导，处理分离焦虑。

四、服务实施

（一）解决现实困难

1. 缓解躯体不适症状

G 女士躯体痛苦症状严重影响其正常生活，根据 G 女士需要，宁养医疗团队给予镇痛治疗、护理指导，通过硫酸吗啡缓释片 90 mg 每 12 h 一次缓解疼痛，甲氧氯普胺片 10 mg 每日 3 次口服缓解恶心呕吐症状，通过饮食调理及必要时使用缓泻剂缓解便秘。服务全程，医护人员始终重点关注，动态评估，从个性化需要出发，及时调整用药及护理措施。

2. 整合资源保障基本生活所需

社会工作者通过多方联络、筹措，帮助 G 女士整合资源，建立起社会支持系统。

（1）社区：起初，G 女士及其家人因外地户籍，未能归于现居住地所在社区救助范围，经反复多次沟通，反馈 G 女士面临的困境及需求，社区将其列为特殊困难户给予帮扶，提供了冬季用煤、米面油等生活物资和一定的经济援助；出面与 G 女士小女儿学校协调，免去孩子就读期间校服、课外读物等所有费用；委派社区巡逻车，于 G 女士取药时将其送至交通方便处；搭建棚屋让 G 女士丈夫经营水果蔬菜，使他们通过自身劳动换来一份收入；面临拆迁时，社会工作者再次走访社区，经协调对接了两社区帮扶资源，G 女士搬进新社区居住后，即得到新社区关注与帮助。

（2）媒体、公益慈善机构：经与《乌鲁木齐晚报》联络，记者采访并报道了 G 女士抚养弃婴的故事，引起一定社会反响，两家公益团体及一家企业负责人相继探访慰问 G 女士，除捐款捐物外，前来慰问的企业分公司还为 G 女士的大女儿提供了工作机会。此外，G 女士确诊以来一直担心自己离世后，小女儿这个一出生就被遗弃，而她视为亲骨肉的孩子会再次陷入困境，她希望如果自己离世，小女儿能有托管之处或能被收养。为此，社会工作者联系到一家慈善机构，将 G 女士的情况及其心愿告知机构负责人，经由包括 G 女士夫妇在内的多方交流后达成一致：该公益机构助养 G 女士小女儿，直至其工作。

（3）社会爱心人士：组织包括宁养义工在内的两组社会爱心人士，一组提供生活服务，另一组为 G 女士小女儿提供功课辅导，其中均有精通双语的义工跟随，解决了语言沟通的困难。

（4）医院相关部门：在医院党委支持下，联络慈善机构举办义卖活动，为 G 女士筹集善款；在与医院及医科大学相关部门联络后，多个党支部捐款捐物，并探望慰问G女士，了解其需要，送去诚挚的关怀。

（二）增能使能

社会工作者与G女士交流时得知，G女士非常希望有机会向帮助过她的人表达感谢。为帮助G女士实现心愿，也为进一步完善和巩固其社会支持系统，促进G女士善用资源、建立希望，精心策划后，在医院党委支持下，借助道德讲堂平台，宁养院为G女士筹办了一场答谢会，邀请到帮助过她的各界代表出席。答谢会上，G女士的小女儿代表全家朗读感谢信，G女士邀请宁养义工与其一同跳起维吾尔族舞蹈，以表达她和家人心中由衷的谢意。社区及公益团体表示将一如既往地支持G女士，医院职工自发捐款，并为孩子捐赠图书及其他学习用品，同时表示会关注孩子的成长所需。通过交流互动，G女士与支持系统中各成员之间的联结更加紧密。

（三）心理支持心灵关爱

宁养团队对G女士的心理支持心灵关爱贯穿于服务全程，通过对G女士心理灵性需求的探究与回应，帮助G女士于人生回顾中、于现实生活中，看到其存在的价值与意义，看到困苦只是生活中的一部分而非全貌，看到其自身及周边的资源并学习使用，逐步调整认知，改善情绪。

罹患癌症是一个家庭事件，家属同样应受到关注和支持。G女士的丈夫及其小女儿情绪随G女士病情变化而波动，社会工作者于服务过程给予疏导和预期哀伤支持，引导父女二人接纳面对现实，将专注力放回当下，珍惜共处时光。

五、评估总结

（一）目标达成情况

社会工作者帮助G女士搭建起有效的支持系统，在团队共同努力下，G女士生活质量改善，躯体症状缓解，从最初生活部分自理到后来能够自行外出；居住环境及生活条件改善，使G女士及其家人生活安定；来自社会各界的帮助和关爱，使G女士感受到人世间的温暖。

（二）结案评估

1. 服务对象评价

G女士表示，曾经几度想要轻生的她，在得到宁养院及社会各界的关怀和帮助后，经历了从绝望到重生的过程，感觉从来没有像现在这样活得明白，她更加相信，人生在世，需要相互帮助，这样才能让人们在困苦时看到希望，才能对生活始终有爱有信心，如今，她心中满是感恩。

2. 他人评价

G 女士所在社区专干、邻居、义工小组成员及企业爱心人士表示，与 G 女士交流时，感到她心态比较平和，精神面貌与最初接触时相比，没有了往日愁容，代之以和颜悦色。家属亦然。

3. 工作者评估

G 女士社会支持网络已较为健全、完善，G 女士及其家属社会适应良好，心理灵性平安，家人间关系和谐亲密，彼此珍惜当下，生活状态稳定。

服务成效：结案时问题完全解决。

（三）专业反思

由于 G 女士外来务工身份与满足其现实需求方面，存在历史原因及归口帮扶之间的矛盾，以及 G 女士及其家人对社会福利、资源资讯等欠缺了解，加之求助过程受挫经验与感受等多重因素，当 G 女士陷入困境时，处于无助无奈无动力状态。个案干预过程，透过表象看实质，从身、心、社、灵各层面需求出发，重视资源整合，协助建立有效的社会支持网络，与包括服务对象在内的各路资源合作、合力，激发潜能，共同实现服务目标。

参考文献

[1]李嘉诚基金会「人间有情」全国宁养医疗服务计划办公室.纾缓医学——晚期肿瘤的宁养疗护［M］.北京：高等教育出版社，2014：3-10，338-362.
[2]唐丽丽.中国肿瘤心理临床实践指南 2020［M］.北京：人民卫生出版社，2020：21-28.
[3]吉米·霍兰.癌症人性的一面［M］.唐丽丽，译.北京：中国国际广播出版社，2007：107.
[4]埃克哈特·托利.当下的力量［M］.曹植，译.北京：中信出版社，2013：233-256.
[5]阿尔弗雷德·阿德勒.自卑与超越［M］.吴杰，郭本禹，译.北京：中国人民大学出版社．2013：15-30.

坦然告别，感恩前行
——叙事治疗生命树干预哀伤

南昌大学第一附属医院宁养院　康宗林

一、背景介绍

（一）个案背景

哀伤辅导是宁养服务的重要内容之一，也是社会工作服务的难点之一。倾听、陪伴是社会工作者哀伤辅导中的基本工作方法，如何更好地倾听服务对象的生命故事、给予陪伴支持是社会工作者常面对的困惑。本案例运用叙事疗法及生命树技术引导服务对象在叙事过程中重塑故事的意义，运用生命树外化技术表达哀伤的历程，开展哀伤辅导工作，旨在分享叙事疗法及生命树技术干预的经验，为社会工作者开展哀伤辅导提供方法和工具借鉴。

（二）服务对象基本资料

1. 服务对象简介

服务对象吴女士，72岁，大专学历，聋哑学校退休教师，无宗教信仰。其丈夫张先生，78岁，中学退休教师、校长，大专学历，结肠癌术后2年余，于2019年12月31日入宁养院接受宁养服务，2020年4月18日离世。吴女士是丈夫的主要照顾者、取药者。

2. 家庭结构与支持系统

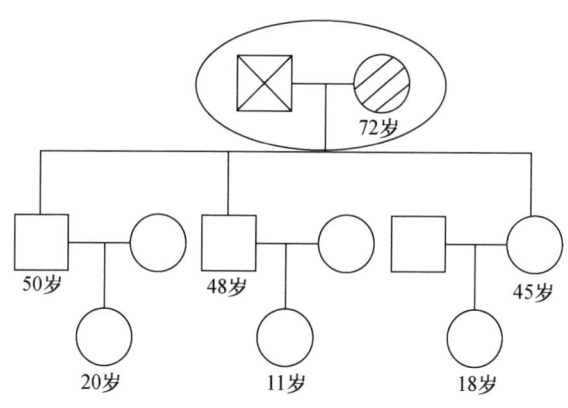

吴女士大儿子50岁，在江西赣州市的一家企业工作；大儿媳人好，与吴女士相处融洽，吴女士有时会到大儿子家住一段时间。小儿子48岁，在南昌打零工，收入不稳定，但时间比较灵活，下班便到服务对象家中陪伴、照顾，晚上共同居住。小女儿45岁，在南昌当教师，因孩子面临高考，对吴女士的照顾很少，吴女士也不让女儿来家中陪伴照顾。小儿子没时间时，吴女士会到姐姐家居住。吴女士具备较好的社会支持，整个家庭氛围融洽，关系和睦。

二、需求分析

（一）干预理论：叙事治疗

叙事治疗是一种后现代的方法，其概念围绕叙事、社会建构、知识、权力与语言而形成。叙事治疗不同于传统的实证取向的社会工作范式，它强调社会工作者并不是以专家的身份出现，而是服务对象故事的听众，新故事的协商者或新故事的共同建构者，在整个过程中服务对象本人才是自己问题的主人、自己故事的讲述者、编写者。叙事治疗的目标是将服务对象从一个有问题的生活模式中唤起，并将其从外在的限制中解放出来，重新书写具有尊严的、体现能力与智慧的故事。其核心实践原则包括：①聚焦于形塑服务对象生活的故事；②将个人与问题分开；③重构服务对象的主流故事。干预过程中社会工作者运用倾听、外在化（生命树）、寻找独特的结果、治疗文件等技术方法开展叙事治疗。

（二）问题评估与分析

吴女士与丈夫几十年夫妻，感情好。她在丈夫生病期间忙于照顾，未与丈夫就其生命历程进行整理回归，整理彼此的关系。在丈夫去世后，她对丈夫十分不舍，常悲伤哭泣，情绪低落，甚至晕厥，害怕在家独处，半夜经常莫名醒来睡不着，经常回想丈夫以前的画面，感觉丈夫就在身边，睡着时也经常梦到丈夫，时不时伤心哭泣。吴女士除买菜外出，其他时间基本自己待在家里，大孙女还未开学，在家中陪伴，但是吴女士无法向孙女倾诉自己的感受。吴女士具有倾诉其丈夫生命故事、照顾丈夫经历及内心情感的需求。吴女士两个儿子及女儿情绪尚稳定，已回到工作中。

三、服务计划

（一）服务目标

1. 总目标

接纳至亲离世的事实，整理与至亲的关系，表达哀伤情绪，达到善别的目标，回归正常生活。

2. 分目标

（1）协助吴女士表达哀伤情绪，整理与丈夫的整段关系，处理分离失落的情绪，接纳丈夫离世的事实，降低孤独感。

（2）协助和指导吴女士调整身心灵状态，睡眠、饮食等生活基本恢复正常。

（3）恢复往常的社会交往活动，建立支持网络。

（二）服务策略

（1）通过门诊服务，与吴女士面谈，评估其哀伤状况，给予哀伤支持，建立专业关系。

（2）通过电话，倾听吴女士讲述与丈夫的故事，给予哀伤支持，加深专业关系。

（3）开展哀伤探访及面谈，运用叙事疗法生命树技术开展哀伤辅导，帮助吴女士整理哀伤情绪，挖掘生命能量，回归正常生活。

（三）服务程序

哀伤辅导严格按照社会工作实务通用过程，即接案、预估、计划、介入、评估、结案进行，并在干预过程中运用叙事疗法的干预框架及技巧开展社会工作干预。

四、服务实施

（一）第一阶段：门诊评估与关系建立

丈夫离世后，吴女士前来宁养院，诉丈夫在家中安详平静离世，生活质量改善，痛苦减轻，家属感到欣慰。吴女士表示自己与丈夫感情很好，基本没有吵过架，丈夫走了自己空落落的，一下子接受不了，睡眠也不好，半夜到点了就会醒来（之前要起来照顾丈夫，同时也因失去丈夫孤独难眠）。吴女士倾诉中一度悲伤哭泣。社会工作者给予同理、支持，倾听吴女士倾诉，运用外化技术帮助吴女士表达丈夫的离世给她带来的影响，协助表达哀伤情绪。为吴女士讲解思念亲人的表现，引导其将自己的思念反应正常对待。

随着关系逐步建立，社会工作者运用"整三整四"模式（"整三"即整理三个方向：重整生活，整好身体，整理思想；"整四"即全心聆听整段关系，初两周整夜陪伴，殡葬仪式整理安排，整理遗物陪伴左右）相关内容进行哀伤辅导，从生活方面指导遗属调整身心灵状态，整理自己的情绪，整理丈夫的遗物，由家人一起陪伴居住。

(二)第二阶段:电话哀伤辅导,加深专业关系

社会工作者通过电话咨询,了解吴女士近日的身心灵状态并提供哀伤辅导。吴女士诉想念丈夫,半夜醒来,睡眠不好,独自待在与丈夫一起生活过的房子里,回想起一起去过的地方等都会勾起内心的思念,感觉丈夫就在身边,害怕独处。

肯定吴女士与丈夫的情感,开展哀伤辅导"整三整四"中相关内容的辅导,倾听她与丈夫整段关系、回顾照顾丈夫的过程及丈夫临终时的状况,关注和再现当时的情境,整理葬礼办理过程,引导她直面丈夫逝世的事实,运用解构性倾听,挖掘故事中具有特殊意义的事件。吴女士表示丈夫疼痛控制满意,走得安详,确定丈夫安详离世这个事件的意义,引导她体会自己在其中做了最大的努力,使丈夫安详离世,减少其内心的不安。社会工作者运用外化技术引导吴女士将对丈夫的思念拟人化,将思念带在身边,用适合自己的方式保持对丈夫的思念,将丈夫放置在心中。

了解吴女士的社会活动情况,吴女士诉自己主要在井冈山大儿子家中居住,或几个孩子轮流到她家中居住陪伴,儿女陪伴支持尚可,外出的社交活动暂无,肯定其儿女的照顾。吴女士在电话中哭泣,一方面是将思念丈夫的情绪表达宣泄,另一方面宁养院在其丈夫过世后还这么关心她,她很感动,感谢宁养院。社会工作者与吴女士的专业关系逐步加深。

再次电话哀伤辅导时,吴女士回到了南昌家中,帮忙照顾孙女。她表示,自己开始做些事情,投入新生活,感觉好些,但闲下来的时候还是会想念丈夫,并在电话中哭泣。社会工作者给予同理,肯定她与丈夫的关系,需要时间适应没有丈夫的生活。吴女士体贴儿女,不想去儿女家生活,增加孩子的负担,愿由大孙女同住陪伴。肯定吴女士对家人的爱与关怀,引导其关注自己的感受和需求,照顾好自己的生活。吴女士在电话咨询后情绪逐步稳定,感谢宁养院的关心。社会工作者与吴女士预约家访。

(三)第三阶段:生命树哀伤辅导

通过居家探访对吴女士进行哀伤辅导。吴女士仍然有点害怕独处,社会工作者给予接纳、同理与支持,邀请吴女士绘制自己哀伤中的生命树,及当下的生命树状态。社会工作者通过生命树这一外化技术帮助吴女士反思哀伤时的自我状态、身心感受、哀伤带来的创伤及当下生命树的状态。

生命树技术分为生命树、生命树森林、当暴风雨来临以及证书和歌曲四个部分,本案例主要运用前三个部分。第一部分"生命树"主要有三种形态:①"暴风

雨中的生命树"，即当至亲离世，哀伤情绪爆发时，哀伤家属的个人生命树状态；②"暴风雨后的生命树"，即哀伤家属经历了丧亲，哀伤逐渐复原过程中的个人生命树状态；③"生命树果实"，即经历了丧亲事件后，自我生命的成长与收获。第二部分"生命树森林"，在个案辅导中，社会工作者可以邀请服务对象将对自己哀伤期有重要影响的人画在自己的生命树旁，以远近高低粗细等形态的生命树组成生命树森林，呈现与服务对象的关系及支持程度。第三部分"当暴风雨来临"，社会工作者结合叙事疗法讨论：①生命中遭遇的困境及其影响；②如何应对这些困境。

案例服务中，社会工作者根据吴女士的情况，邀请她分享了丈夫离世时，正值哀伤时的生命树状态（暴风雨中的生命树）；在社会工作者电话疏导及亲友支持后，其生命树状态（暴风雨后的生命树）；经历了丧亲事件后，从中获得的个人成长与收获（生命树果实）。社会工作者通过三种形态的生命树，帮助患者把抽象的哀伤用具象的生命树进行呈现与反思。

吴女士围绕生命树讲述丈夫过世后自己的生活历程。叙事过程中，她意识到，经过家人、邻居和宁养院的陪伴支持，当下生命树基本恢复平静。吴女士根据生命树整理哀伤历程中的各种经验和支持，看到了自己生命树的成长，结出了生命果实，并表示自己最重要的成长是能够平静看待死亡、对丈夫的思念，感觉丈夫在身边的情景不再感到害怕，能平静面对。吴女士感谢宁养院的支持。社会工作者鼓励吴女士制作生命树感恩卡，感谢给予她关心和支持的人。社会工作者肯定吴女士的成长，鼓励重整生活。生命树作品见图1～图4。

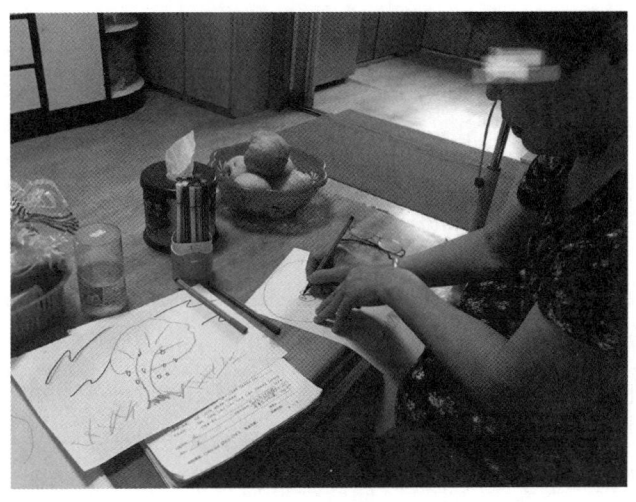

图1　吴女士绘制生命树

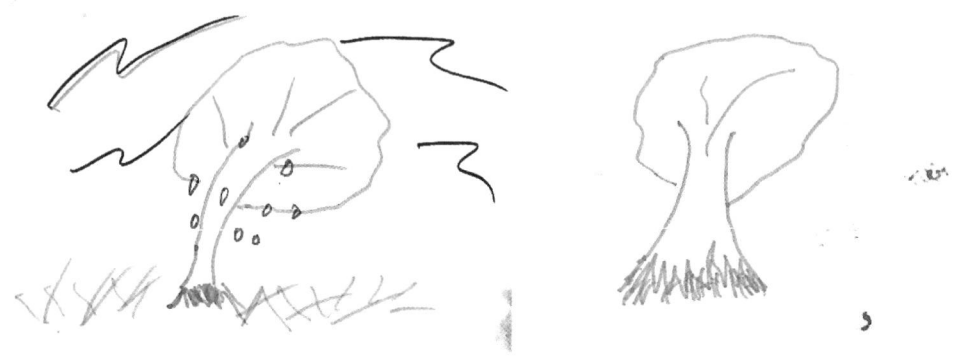

图 2　吴女士风雨中的生命树　　　　图 3　吴女士风雨后的生命树

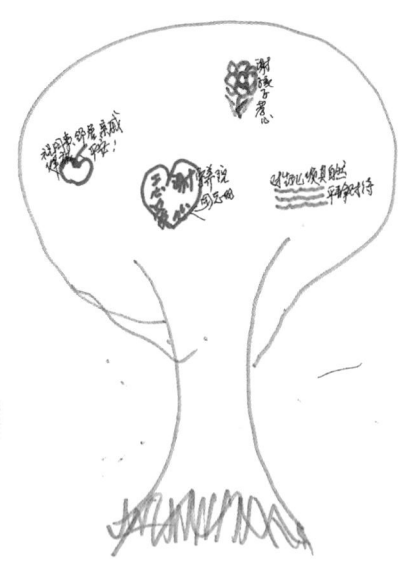

图 4　吴女士生命树的果实

（四）第四阶段：评估与结案

通过电话回访，吴女士特别感谢宁养院的支持和帮助，现在已参照社会工作者家访布置的作业，跟邻居交流，向他们表达谢意，自己现在已接受了事实，生活要继续，会把丈夫放在心里。

吴女士诉在社会工作者探访后，自己就到井冈山大儿子家居住，自己的房子由儿子负责重新装修，更换一些家具。吴女士感谢宁养院的关心与支持，对无法到宁养院送感恩卡致歉。鉴于吴女士基本恢复正常，具备正常生活的能力，社会工作者对此案例予以哀伤结案。

五、评估总结

（一）服务成效

身体：吴女士胸闷住院治疗后情况稳定，在家休养，饮食、睡眠等生活基本恢复正常，生活无碍。

心理：经社会工作者叙事治疗及生命树绘制辅导，吴女士哀伤情绪得以宣泄和表达，哀伤情绪改善，身心灵状态平稳，减少孤独感，接纳丈夫离世的事实，虽想念丈夫，但不再害怕独处。

社会：吴女士开始主动到附近公园散步，与邻居沟通互动，对邻居同事的帮助和支持表达了感谢，支持网络恢复，并决定重新装修与丈夫一起住过的房子，开始新的生活。

灵性：吴女士经历哀伤后，其生命最大的成长就是能够平静面对死亡。

（二）结案评估

1. 服务对象评价

吴女士自述通过社会工作者的帮助，最大的成长就是能够平静面对死亡，感恩亲友、邻居及宁养院的关心，自己愿意做出改变，在社会工作者探访第二天便主动出门到附近公园散步，主动与邻居打招呼，表达感谢，把社会工作者安排的事情完成。

吴女士自述饮食、睡眠等生活改善，虽想念丈夫，但不再害怕独处。

吴女士自述在社会工作者的引导启发下，和儿子商讨决定把旧房子重新装修，更换家具，开始新的生活，自己会把丈夫永远放在心里。

2. 社会工作者评估

吴女士身体疾病经治疗稳定，经过社会工作者的哀伤辅导，哀伤情绪得以宣泄表达，和儿子商量重新装修与丈夫一起居住的房子，表达希望开启新的生活阶段，能够坦然接受丈夫离世，不再害怕独处。

通过绘制生命树，找寻到了生命中的能量，接纳了丈夫离世的事实；看到并接受家人、邻居及宁养院的关心帮助，能够平静面对死亡，积极主动向大家表达感谢，并回到自己的生活交际圈中，继续生活。

（三）专业反思

叙事治疗是一种后现代的方法，其概念围绕叙事、社会建构、知识、权力与语言而形成。叙事治疗不同于传统的实证取向的社会工作范式，它强调社会工作者并不是以专家的身份出现，而是服务对象故事的听众、新故事的协商者或新故事的共同建构者，在整个过程中服务对象本人才是自己问题的主人、自己故事的讲述者和编写者。叙事治疗的目标是将服务对象从一个有问题的生活模式中唤起，并将其从外在的限制中解放出来，重新书写具有尊严的、体现能力与智慧的故事。其核心实践原则包括：①聚焦于形塑服务对象生活的故事。②将个人与问题分开。③重构服务对象的主流故事。干预过程中社会工作者运用倾听、外在化（生命树）、寻找独特的结果、治疗文件等技术方法开展叙事治疗。

每个人的哀伤经历都是独特的，如何理解哀伤事件是重点。通过叙事疗法，帮助哀伤家属讲述生命故事，挖掘其中的特殊事件，运用外化技术，把人从问题中分离出来，这个重新对话的过程是帮助哀伤家属联结解离记忆的重要途径。社会工作者在辅导吴女士重述丧亲哀伤情绪的过程中，引导吴女士探索丧亲哀伤情绪历程及生活状态，并通过叙事协助吴女士回顾自己过去与同事相处的故事，并与当下哀伤状态联结起来，去发现与吴女士哀伤期间不同的故事及其中对吴女士的支持，以丰厚吴女士生命的支线故事，这有助于吴女士从哀伤中复原。

生命树外化技术是一个具有启发性的自我探索工具，强调无批判、不挖掘个人隐私、重在分享、重在当下感受的原则。在这些原则下，社会工作者引导吴女士通过绘制生命树这一非言语的表达方式，将哀伤情绪意象化为一棵树，对所画的树根、树干、树枝、树叶和果实进行探索，最终吴女士绘制了"暴风雨中的生命树""暴风雨后的生命树"及"生命树果实"。社会工作者运用叙事治疗邀请吴女士分享其生命树，从中反思哀伤带给自己的影响，感悟自我生命的成长。社会工作者视吴女士为自身问题解决的专家，在哀伤辅导过程中，启发其从绘制生命树的过程中找寻到了自我面对哀伤的能量，看到自我的不同，自我的资源。最终吴女士生命获得成长，能够坦然面对死亡议题。这也让社会工作者看到了叙事治疗与生命树技术在哀伤辅导中的意义。

参考文献

[1] 何雪松. 社会工作理论 [M]. 上海：上海人民出版社, 2007：174-188.
[2] 赵兆, 方莉, 杜文东. 叙事治疗在创伤领域的应用及其与 EMDR 的异同 [J]. 医学与哲学, 2013, 34（3）：71-74.
[3] 赵兆. 生命树在心理健康教育中的应用 [J]. 教育观察（上半月）, 2015, 4（11）：36-38.

致敬，大体老师
——遗体捐献让生命升华

上海交通大学医学院附属新华医院崇明分院宁养院　孙瑛　杨霞　沈伟

一、背景介绍

（一）个案背景

宁养疗护服务的根本目的不是延长晚期肿瘤患者的生命，而是使生命尽可能舒适和有意义，追求生命的深度和广度。当服务对象和家人在处理重大事件上的意见完全相左时，需要工作人员给予及时和恰当的支持，运用专业方法尽快促使双方尽可能达成共识，满足服务对象的最后心愿，完成"道爱、道谢、道歉、道别"的人生。

本案例中，服务对象在神志清醒的情况下联系相关部门，自主签下遗体捐献的申请表，希望在去世后，能够捐出自己的遗体，作为医学研究和教学使用；其养子得知后，坚决反对；其妻子表示先随丈夫的意愿让他满足就好了，至于去世之后，养子不同意就不打电话联系遗体捐献部门。由于实施捐献遗体事宜有一定的时效性，故如何让全家达成一致，是完成此例个案的关键。

（二）服务对象基本资料

1. 服务对象简介

服务对象，男，75岁，农民，高中文化，因感到排尿困难，前列腺穿刺活检后病理报告提示为前列腺腺癌，做了去势手术，进行了四年多内分泌治疗；后因感到全身酸痛，复查显示为腰椎转移。在此期间，他感到腰痛明显，酸麻胀痛感觉放射至右下肢，随后接受宁养服务。当时已经服用"美昔洛康"3粒/日，疼痛控制不满意，NRS评分5分，为中度疼痛，影响夜间休息；KPS评分50分，因右下肢不适无法行走，需卧床，日常生活需要他人照顾。

2. 家庭结构及支持系统

服务对象一直生活在农村，农闲时在镇上摆摊修理钟表赚些零钱补贴生活。随着电子产品的普及，传统钟表渐渐退出了人们的生活，但他依然喜欢在那里和熟悉

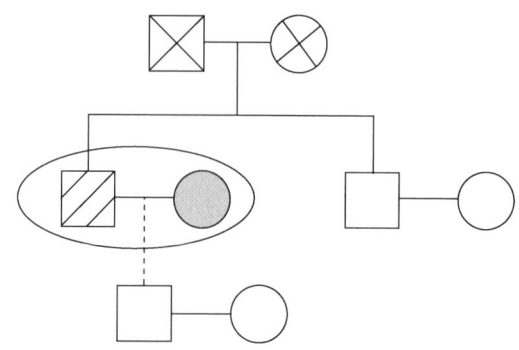

的乡亲们聊聊天。患病后服务对象不能再出摊赚钱,还把多年的积蓄用去大半,现享受农村医疗保险和每月政府一千余元老年金的补贴,妻子因年龄未到没有补贴。

服务对象的日常生活由同为农民的妻子照顾,他和妻子婚姻期间没有生育,后领养一名男婴,现养子中专毕业在市区打工,在经济上适当补贴服务对象的医疗支出,已成家,育有一女孩,已6岁。服务对象有一个弟弟,居住在同村,同样是农民,无法在经济上给予哥哥帮助。

二、需求分析

(一)干预方法

1. 生命回顾法

晚期肿瘤患者在疾病诊治过程中,身心受到极大的折磨和痛苦,有的患者身体失去正常功能而导致生活不能自理,因此有明显的心理障碍或应激反应,更有的患者被诊断为重度抑郁症,出现不良情绪和心理问题。在提供安宁疗护服务时,社会工作者常常会和服务对象一起回顾其生命历程,引发其对生命意义的探讨,重新找寻自我存在的价值,从而产生对自己生命的认同感。发现生命的意义可以使服务对象的身体、心理及精神各个方面达到稳定的状态,并且考虑如何安排自己的身后事,使得死亡来临的时候,可以真正有尊严地面对并获得善终。

2. 尊严疗法

尊严疗法是针对临终服务对象的个体化、简短的心理干预方法,旨在提高其人生目的、意义、价值感,降低其精神和心理负担,从而提高服务对象生活质量,增强服务对象尊严感。

遵循医学专业人员以"友善、人道和尊重"的核心价值出发,增加了问题提纲,从影响服务对象尊严感的三个因素即疾病相关症状因素、维护个体尊严因素、社会尊严因素方面进行评估，通过访谈并转化为文本保存的形式，给服务对象提供敞开心扉、表达内心感受的机会；在人生最后有限的时间里，让服务对象回顾自己的一生，将精神财富留给自己爱的人，感受到生命的价值；感受来自家庭和社会的关爱及支持，增强生存意愿，有尊严地度过余生。

（二）案例分析

1. 服务对象患病后的心路历程和诉求

服务对象自患病后，经过较长时间的病因治疗，曾有一段相当长时间的稳定期，目前因腰椎转移引起腰疼，并放射至右下肢引起酸麻胀痛而影响行走；患病期间的多次就医经历，使其深悟肿瘤的就医困难和身心痛苦。在接受了宁养服务后，医护团队为服务对象进行了全面评估，通过及时调整镇痛药，疼痛缓解，NRS评分持续在2分左右；指导妻子卧床护理知识，保证其皮肤的完整性和二便通畅，提升了自尊感受；社会工作者多次居家陪伴并引入义工服务，使其感受到宁养服务的大爱。为此，服务对象常常思考，自己还可以做什么来回报社会。在观看电视新闻时，服务对象偶然看见有遗体捐献议题，故萌生了在自己身故后将遗体捐出的想法，"可以让科研人员在我身上来研究肿瘤的问题"，并在自己力所能及的范围内开始行动，但由于家人的不支持导致遗体捐献程序被搁置，使得服务对象情绪低落，但内心深处却想坚持在临终前将心愿达成。

2. 家属意见

虽然服务对象已将遗体捐献委托书签字委托，但是家属的签字认可才是关键。养子认为，中国人死亡后历来讲究入土为安，且自己为养子，更应将后事办得风风光光，才能报答养父的养育之恩；如果自己签字同意将养父的遗体捐献，自家的亲人和邻居们会如何议论？自己岂不是成了不孝之子被唾弃？

服务对象多次恳求妻子同意，妻子也是万般不舍，虽然告诉丈夫只要养子同意就可，但是心中想的却是"先随他的意愿让他满足吧，既然养子不同意，到时候（患者去世后）不打电话联系遗体捐献部门就好"。

3. 社会工作者评估

对于遗体捐献一事，服务对象和家人的意见产生分歧，无法达成一致。社会工作的价值观是利他主义，尊重受助者的权利和选择。当受助者的意见无法达成一致时，社会工作者的主要任务是搭建一个沟通的平台，用专业的手法引导双方打开心扉，深入交流各自的真实想法以便达成共识为好，社会工作者不要在情绪上过深卷入服务对象生活，应保持客观理性。

三、服务计划

（一）服务目标

1. 总目标

使服务对象的"身、心、社、灵"安适，达到善终；家属对服务对象的去世无遗憾，达到善别。

2. 分目标

（1）个人层面：纾缓服务对象压抑的情绪，引导服务对象接纳家人的处世方法，坦然面对问题，找到解决问题的方式。

（2）家庭层面：改善家人与服务对象之间的互动方式，相互同理，促进情感交流，希望最后达成意见一致。

（二）服务策略

1. 医护服务先行，提升生活品质

联合医护团队，围绕服务对象的躯体症状制订个性化的处理方案，缓解服务对象不适症状，建立医患、护患之间信任关系；教会妻子居家护理要点，关注其心理情绪变化，适时进行干预，提高生活质量，维护自身的尊严感。

2. 心理灵性全面关怀，服务人性化

社会工作者运用生命回顾法和尊严疗法，和服务对象及其家属一起回顾过往的生命历程，感受生命和苦难的意义，使其家庭成员之间更多地相互同理，敞开心扉，达成一致意见，促使完成服务对象的最后心愿。

3. 引入义工服务，多方位提供关爱和支持

宁养疗护义工服务，是宁养"五全"服务中的一大特色。义工来自社会各界，虽然年龄、职业、信仰不同，但是在宁养服务大家庭中，他们不计报酬、不计个人得失，陪伴服务对象及其家人并提供力所能及的帮助，使服务对象及其家人感受到来自社会的关爱和支持，增强面对死亡的力量。

四、服务实施

（一）第一阶段：医护团队评估干预，建立良好的信任关系

1. 主要目标

医护团队制定恰当的医疗护理方案，并保证顺利实施，缓解服务对象的身体不

适，提升其生活质量，使双方建立起信任关系。

2. 服务内容

医师首先对于服务对象主诉的疼痛进行了规范评估，按照三阶梯止痛原则，在其已使用的一阶梯药物的基础上调整到了二阶梯药物。在门诊配药后的 24 小时电话回访中得知，服务对象仔细看了药物说明书，面对列出的诸多不良反应有担忧，故其仍然服用了一阶梯药物，疼痛没有得到有效缓解。考虑到服务对象是 20 世纪 50 年代的高中毕业生，文化水平相对比较高，有一定的学习和判断能力，医护团队为此重复讲解正确按医嘱用药的重要性和必要性，逐渐调整用药减轻副作用，直至疼痛控制到满意程度。护师制订了卧床护理措施，指导妻子正确护理服务对象，调整饮食结构，保持二便通畅；教会其正确翻身摆位，促使其保持皮肤完整，这些服务的结果使得双方建立了相互信任的关系，也让服务对象重拾生活信心。在提供医疗服务同时，医护人员关心并发现服务对象心理灵性需求，随后向社会工作者转介，以进一步为服务对象提供个性化服务。

（二）第二阶段：运用社会工作专业手法，协助服务对象完成心愿

1. 主要目标

在居家陪伴中，运用生命回顾法和尊严疗法，相互同理并尊重服务对象的意愿，支持并协助双方完成服务对象的心愿。

2. 服务内容

实施了恰当的医护措施后，服务对象的身体状况渐渐平稳，精神状态有好转。社会工作者运用倾听、同理、分享等专业手法，陪伴服务对象及其全家一起回顾生命历程，发现并重新诠释生活中喜乐和困苦的意义；释放自己与他人及周围的冲突及不满；放下执念，也顺带提出"如何使得自己的人生更加有意义""您还想为自己做些什么事"等问题；服务对象重整了生命秩序，感受到生命的价值，表示最后唯一的心愿，就是要捐献遗体，以此回馈社会，让大爱留驻人间。

通过生命回顾，服务对象的养子了解到养父年轻时的艰难经历，并重温养父对自己满满的父爱，回想起在自己的成长过程中是养父的谆谆教导、坚持不懈，才让自己完成了职业教育，有了稳定的工作；同时也看到养父乐善好施、关爱家人、关心邻里的好品德，听见了养父最想完成的心愿，表示希望能以自己认为最"孝顺"的方式报答养父的养育之恩；养子再次感恩服务对象的收养及培育，敞开心扉讲出内心担忧，是怕有家人和邻居说自己同意将养父的遗体捐献是"不孝"的表现。

社会工作者建议服务对象预立遗嘱，重申意愿，并将此事告知弟弟，希望在自己去世之后弟弟可以协助养子一起处理；同时社会工作者向服务对象和养子表示，宁养疗护团队也愿意见证这一神圣的时刻，向周围的邻居们赞扬服务对象的博爱精神，并会留下现场的照片和视频，处理后将一并赠予孩子们，作为爱的礼物在家族中永远传承。

（三）第三阶段：宁养义工加入服务，完成生命的升华

1. 主要目标

（1）缓解服务对象的孤独，恢复其部分社会角色，使其更多地融入社会。

（2）义工倾听陪伴及协助料理家务，纾缓家属身心灵压力。

2. 服务内容

宁养疗护义工们来自不同的工作领域。其中男义工陪服务对象聊国际、国家大事，谈论国内外新闻，聊生死、谈生活，延续了服务对象之前的生活方式，提升了服务对象的尊严感。女义工陪伴其妻子，倾听其心中的恐惧、担忧、不舍等负面情绪，协助料理家务，也为服务对象添置了一些用品，如小风扇、水垫等，从精神、心理、经济、时间上给予了帮助。同时服务对象看待生死的态度也教育、感染了义工，使义工对其捐献遗体的行为肃然起敬。无偿的义工服务精神，让服务对象感受到来自社会的关爱，更加坚定了要为社会做出自己最后贡献想法和捐献遗体的决心。

五、评估总结

（一）目标达成情况

1. 个人层面

服务对象有机会抒发内心所想，体会到生命的价值和死亡的意义，得到更多人的尊重、关心和帮助；其捐献遗体的高尚行为得到大家的认可和赞赏，且家人和宁养团队承诺协助其完成最后的心愿，服务对象身心灵状态更为平和。

2. 家属层面

家人与服务对象解除了隔阂，养子心中的担忧得以解除，更多地感恩养父母的付出；家人重温了服务对象对家庭和亲人的关爱，也从他的行动上感受到了他对社会的贡献，因此接受并承诺完成服务对象的嘱托。

（二）结案评估

1. 服务对象评估

服务对象身体的痛苦得到了有效缓解，在心理精神层面上获得了支持，获得了被尊重的感受，与家人相互道谢、道爱、道歉、道别；自己捐献遗体的愿望在家人的承诺下将得以实现，服务对象非常满足，将平和地与家人一起度过余生。

2. 家属评估

养子表示，在全家最困难的时候获得宁养院的帮助，经济上得到了支持，缓解了养父躯体上的痛苦和自己内心的压力，养父捐献遗体一事也达成了共识。这段时间，自己不但能够理解养父，对死亡和孝道的意义也有了新的认识。妻子也表示全家能够有统一的意见，自己的心理压力得到了很大的缓解，有宁养服务和义工的倾听及陪伴，自己的照顾过程得到了有力的支持。

3. 社会工作者评估

服务对象缓解了疼痛等躯体症状，家人学会了居家卧床护理知识并实际运用于日常照顾中，使得服务对象的生活品质得到明显提升。经过社会工作者专业的陪伴，服务对象回顾了坎坷的生命历程，和家人之间就遗体捐献事宜达成了共识，各自担忧和困扰的问题得到解决，服务对象的后事有了妥善的处理意见，内心平和；家人能够坦然面对现实，用心照顾服务对象的日常生活。

（三）专业反思

个性化解决问题的方式就是最恰当的解决方式：服务过程中，尊重和接纳每个服务对象独特的想法，使其自主选择个性化处理问题的方式；通过促进服务对象和家人之间平等的沟通，使他们在处理问题的时候能够达成共识，同时避免将社会工作者的想法强加于服务对象及家属。

生命回顾与尊严疗法的运用对个案的帮助：生命回顾是一种重温的过程，使人们看到自己一生的重要性，使得自己的人生更加富有意义；尊严疗法是一种针对临终患者的个体化、简短的新兴心理干预方法，旨在提高其人生目的、意义、价值感，降低精神和心理负担，从而提高患者生活质量，增强患者尊严感，也提升了他人对其的尊重和敬畏。由于该疗法的治疗过程简短，比较适合于晚期临终患者的服务。通过尊严疗法的心理干预，服务对象的尊严感得到了增强，提升了他人对服务对象的尊重和敬畏，提高了服务对象的生活水平。

参考文献

[1] 李嘉诚基金会「人间有情」全国宁养医疗服务计划办公室. 纾缓医学：晚期肿瘤的宁养疗护[M]. 北京：高等教育出版社，2014.

[2] 叶梦华，徐敏. 人生回顾疗法在癌症患者中应用的研究进展[J]. 中华现代护理杂志，2021，27（4）：543-547.

[3] 吉晓玲. 生命回顾对晚期癌症患者自尊、生命意义、生活质量的影响[D]. 太原：山西医科大学，2016.

[4] 刘巍，郭巧红. 尊严疗法（临终寄语）[M]. 天津：天津科技翻译出版有限公司，2018：53-71.

用生命影响生命
——基于临终反向关怀视角的干预

吉林大学第一医院宁养院　王文雅

一、背景介绍

（一）个案背景

在安宁疗护服务中，恶性肿瘤晚期患者往往被视为弱者，被认定为接受服务方，在具体的服务过程中忽视了患者的主体地位和主观能动性。临终反向关怀模式指出将临终者视为主体，是临终关怀的主要参与者，强调服务对象对家属、医护人员、社会大众等反向关怀的重要作用，也是对临终者生命意义的重建，因此，在安宁疗护社会工作服务中，也应当充分发挥服务对象的主体性，用生命影响生命，用心灵温暖心灵。

服务对象陈女士在首次家访服务中，向社会工作者表述不愿改变原有的家庭角色和社会角色，不希望自己处处被当作患者来看待，即使已经患病，但仍然希望做一个"好妈妈、好妻子、好患者"。因此，社会工作者发现服务对象需求，引导其实现临终反向关怀。

（二）服务对象基本资料

1.服务对象简介

陈女士，45岁，初中文化，无业，宫颈恶性肿瘤。因右侧腰部及右下肢疼痛半年，进行性加重，申请吉林大学第一医院宁养院服务。首次家居探访评估后得知，服务对象已自行口服盐酸羟考酮缓释片 20 mg 每 12 h 一次，每日各两次服用普瑞巴林胶囊 150 mg 及塞来昔布胶囊 200 mg 治疗，疼痛缓解不满意，恶心、呕吐明显；同时每日睡前服用阿普唑仑 0.4 mg 调整睡眠；疼痛 NRS 平均 6 分，为中度疼痛；KPS 评分 50 分，常需要人照料；QoL 评分 36 分，评分等级为"一般"。

2.家庭结构及支持系统

服务对象是吉林省长春市人，与丈夫、女儿共同居住，丈夫是主要照顾者，公婆经常到家中探望。服务对象父亲、母亲身体状况欠佳，两个哥哥都在外地工作，

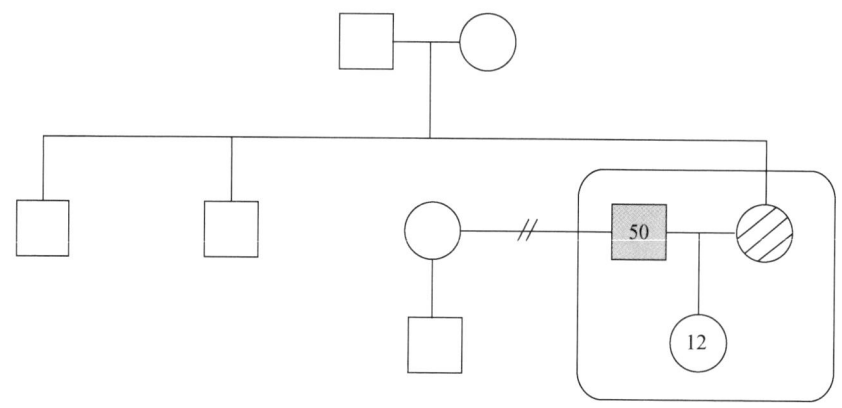

无法提供帮助。服务对象是家中的重要决策者，当家庭出现矛盾冲突时丈夫往往选择遵从服务对象意愿。家庭成员之间表达期望、需要、情感时较含蓄，不愿直接表达。服务对象患病前家庭靠夫妻二人打工维持生计，患病后服务对象无法工作，丈夫也辞掉工作专职照顾服务对象，无固定经济收入，靠以往积蓄和亲友资助生活。

二、需求分析

（一）干预模式：临终反向关怀模式

在朱华夫、孟宪武等提出"反向临终关怀""反向型临终关怀"概念的基础上，康宗林等学者基于心理学的"知情意行"行为辅导模式，建构一种临终者"知情意"与反向关怀行为之间较为紧密、完整联系的模式，提出"临终反向关怀"的概念，实现临终者对亲友、专业照顾团队、爱心人士的反向关怀，获得心理、灵性的联结与互动，达到"去者善终、留者善别、能者善生"的目标。知、情、意即认知、情感、意志，是人类心理活动的三种基本形式，三者相互联系、相互依存，决定了临终反向关怀的具体干预模式和方向。

临终反向关怀境界由低到高分为七等，合并为四个层次。

（1）主我层次：被动接受关怀与照顾，认为自己不用为他人做任何事情。

（2）立言层次：能在言语方面给予他人反向关怀，其又分为二等：①用言语关怀他人，要靠引导才能付诸反向关怀言语。②用言语关怀他人，能主动付诸反向关怀言语。

（3）立功层次：不仅给予他人言语上的反向关怀，还能够以实际行动树立榜样，给予他人反向关怀，其又分为二等：①用实际行动关怀他人，需靠引导才能付诸关怀行动。②用实际行动关怀他人，能主动付诸反向关怀行动。

（4）立德层次：除了立言和立功之外，临终者还能够留下具有反向关怀意义的物品，并从精神层面给予他人反向关怀，启发他人与自我灵性联结，有机会迈向生命的完满，其又分为二等：①用具有符号意义的物品及精神关怀他人，要靠引导付诸精神上的反向关怀，留下有意义的物品激励世人。②用具有符号意义的物品及精神关怀他人，能主动付诸精神上的反向关怀，留下有意义的物品激励世人。

（二）问题与需求

在身体层面，服务对象需要承受疼痛及药物副作用的影响，生活质量较差；在心理层面，服务对象情绪焦虑，常常哭泣，内心十分痛苦；在社会层面，服务对象无法继续维持原有的社会角色、发挥社会功能；在灵性层面，服务对象恐惧死亡，难以理解当下生存的意义和价值。

1. 认知层面

认知是指对反向关怀的行为方法及目标了解，并知道如何做。服务对象希望与丈夫、女儿、医护人员之间产生联结，认为自己虽然患病但仍然能够定位本身的家庭角色和社会角色。服务对象向社会工作者表达："我现在得病了，但我还可以是一个好妻子、好母亲、好患者，现在我最困惑的是，我能怎么办？"由此可见，服务对象对行为目标很确定，但不了解实现目标的方式和方法。

2. 情感层面

服务对象希望表达对丈夫、女儿的爱，表达对医护人员的感谢。服务对象有时会流着泪说道："丈夫非常关心我，对我照顾得很好，可是我呢，担心拖累丈夫，拖累这个家""女儿很孝顺，看到我生病，经常都是报喜不报忧，我却担心把病传染给女儿，不敢和女儿多说话""医护人员来到家里，不喝一口水、不吃一口饭，又急忙到下一个患者家服务。我还是担心自己嘴笨，无法向医护人员表达内心的真实想法"。

3. 意志层面

意志是指具备反向关怀的决心和勇气。服务对象需要忍受身体、心理、社会和灵性层面"整体的痛"，但仍然有成为一个"好妻子、好母亲、好患者"的决心和勇气。"我决定好的事情就会一直做下去，不管过程有多难，我都会坚持到底，因为我相信'有志者事竟成'。"

三、服务计划

（一）服务目标

1. 总目标

帮助服务对象接受事实，有尊严地活在当下，并做到生死两相安。

2. 分目标

（1）个人层面：为服务对象提供心理支持，接受患病事实，正确面对当下生活，缓解负性情绪，优化其内在情境，学习反向关怀方法。

（2）家庭及社会层面：加强服务对象与家人、医务人员的沟通与交流，给予家人及医务人员反向关怀。

（二）服务策略

（1）联合宁养院医护人员，为服务对象制订医疗方案，缓解身体层面的痛苦。

（2）从立言、立功、立德层面引导服务对象实施临终反向关怀。

四、服务实施

（一）第一阶段：症状控制，让服务对象更有尊严

1. 主要目标

帮助服务对象缓解身体层面的痛苦，让其生活更有尊严。

2. 服务内容

在疼痛控制方面，宁养院医生根据服务对象的疼痛情况制订镇痛治疗方案，并针对服务对象应用阿片类药物的不良反应对症治疗。因首次探访时服务对象疼痛缓解不满意，不良反应控制不佳，影响饮食和睡眠，生活质量低，医师调整药物方案为盐酸羟考酮缓释片 30 mg 每 12 h 一次、必要时服用盐酸吗啡片 15 mg、每日三次各服用加巴喷丁 0.3 g 及甲氧氯普胺 10 mg、睡前服用阿普唑仑 0.4 mg，镇痛效果满意，NRS 评分 2 分，恶心、呕吐症状消失，服务对象饮食、睡眠明显好转。

在护理方面，护师向服务对象讲解癌症疼痛相关知识，指导服务对象正确合理用药，定期随访，积极预防药物不良反应，进行舒适护理指导，同时引导服务对象丈夫积极参与到服务对象的疼痛治疗过程中，关注服务对象病情变化。

（二）第二阶段：立言层面，在言语方面给予他人反向关怀

1. 主要目标

引导服务对象进行言语反向关怀，加强与家人的情感联结。

2. 服务内容

社会工作者在接案评估时发现，服务对象及其他家庭成员之间缺少情感表达，表达方式相对单一，仅仅是微笑的面部表情或"谢谢""对不起"等简单语言。社会工作者引导服务对象进行言语反向关怀，不单纯是口头语言，还需要包括面部表情、目光接触、身体语言等。除了鼓励服务对象改变与女儿的沟通方式，社会工作者还建议服务对象与丈夫道谢、道爱，比如对丈夫说："谢谢老公，为了我，为了这个家，你辛苦了！""老公，我爱你！"同时鼓励服务对象将心中觉得亏欠丈夫的情感表达出来，与丈夫道别，实现"四道人生"，做到生死两相安。

（三）第三阶段：立功层面，以实际行动树立榜样

1. 主要目标

帮助服务对象改变生活目标，为家属树立生活的榜样。

2. 服务内容

依据美国心理学家阿尔伯特·班杜拉（Albert Bandura）提出的社会学习理论，社会工作者在服务过程指导服务对象结合自身的身体情况每日进行3次"3分钟呼吸空间"，每周进行1次正念冥想训练，每天早上都会有积极的心理暗示，在关注自己的同时达到反思与改变的目的，形成了乐观、开放、接纳的心态。服务对象的改变和状态让家人感受到了压力之下的幸福，让医护人员尤其是社会工作者看到了服务的成效和价值，验证了"临终者的榜样力量也是无穷的"。

（四）第四阶段：立德层面，从精神层面给予他人反向关怀

1. 主要目标

协助服务对象精神层面的改变，实现临终反向关怀的最高层次。

2. 服务内容

立德层次包括临终者提供物品反向关怀和精神反向关怀，对于临终者的家人、照顾团队及社会大众来说都是一种关怀与激励，能够让人认识到生命的意义和价值，是临终反向关怀的最高层次。

（1）制作生命旅行笔记，实现物品反向关怀：服务对象在与社会工作者交流的

过程中，希望将家中的所有照片按照时间顺序制作成相册，作为留给家人的纪念。社会工作者向服务对象介绍了李嘉诚基金会「人间有情」全国宁养医疗服务计划组织开展的"爱的礼物"征集活动，即协助临终者制作旅行笔记、生命故事书、手工艺品，整理录音、录像等资料，记载临终者的人生经历，给予亲友、专业照顾团队、爱心人士反向关怀，同时制作成光碟，面向社会大众提供生死教育。服务对象希望同丈夫、女儿共同制作生命故事书，作为自己送给家人和社会大众的"爱的礼物"。医护人员协助服务对象画出人生"生命线"，标注"生命线"中的重要节点，如出生、上学、毕业、结婚、生育等，将不同阶段的照片、代表性物品整理出来，并记录服务对象在不同时段的心境、语录，制作了一本属于服务对象、家庭和社会的"生命故事书"。

（2）参与小组活动，实现精神反向关怀：为了帮助临终者实现精神反向关怀，社会工作者邀请服务对象参与宁养院组织的小组活动，在活动中嵌入灵性照顾元素，一方面促进服务对象与家属的灵性联结与互动，另一方面给予服务对象精神上的引领。小组活动成为临终者表达自我与天、人、物、我联结的重要途径，也是临终者实现精神反向关怀的重要形式，既促进了临终者与家人之间的关系和善，也启发参与活动的其他小组成员珍视生命、热爱生命，实现灵性的成长与发展。

五、评估总结

（一）目标达成情况

1. 个人层面

服务对象在接受宁养院跨学科团队的"五全"照顾后，疼痛控制满意，能够正确面对疾病带来的负面影响，发掘了人生的价值与意义，生活质量显著提高，KPS评分维持在50分。在QoL评估中，临终反向关怀干预效果显著，在"家庭的理解与配合""自身对疾病的认识""日常生活"三项指标中分数有所提升，QoL评分42分，评分等级为"较好"。

2. 家庭及社会层面

临终反向关怀模式改善了服务对象与家人、医护人员的沟通方式，以榜样力量及精神引领的形式对家属及医护人员实施了反向关怀。

（二）结案评估

1. 服务对象评价

服务对象自述身体层面的痛苦得到了有效的缓解，很感谢宁养院的服务，能够让自己改变以往的生活方式，以积极的方式应对生活的压力，并学会了与家人、医护人员相处的方式，使自己的内心变得更加温暖。

2. 家属评价

服务对象的丈夫及女儿获得了服务对象的肯定和反向关怀，与服务对象共同走过家庭中最难的日子，最开心的是看到了服务对象的改变，收到了一份珍贵的礼物——"旅行笔记"，内心十分欣慰。

3. 社会工作者评估

服务对象身体疼痛得到缓解，生活质量明显提升。在获得临终反向关怀的指导后对家人、医护人员实施了反向关怀，能够接受患病及面对死亡的事实，改变以往的消极情绪，真正做到生死两相安。

（三）专业反思

1. 临终反向关怀对个体社会化进程具有促进作用

社会化是个人内化社会价值标准、学习角色技能、适应社会生活的过程。临终反向关怀的实施即帮助服务对象亲友、照顾团队、爱心人士等进一步认识"自我"，调整自身行为的社会化过程。服务对象临终反向关怀的实施，留给丈夫的是生活下去的信心和勇气，留给女儿的是面对困难时积极的心态和永远不会消失的母爱，留给医护人员的是继续全心全意服务晚期肿瘤患者的决心，留给社会大众的是认识生命和死亡的机会和意义。

2. 临终反向关怀是个人发挥主观能动性的有力体现

在个人的全面发展过程中必然遇到各种困难，而事物的本质和规律隐藏于现象之中，因此，需要个人发挥主观能动性，能动地认识世界、改造世界，并拥有认识世界和改造世界的意志。临终反向关怀"知情意行"的行为辅导模式强调个人的认知、情感、意志与行为的关系，强调人的尊严和价值，将临终者视为主体，实施言语、行为、物品、精神反向关怀，是个人发挥主观能动性的重要表征。

参考文献

[1] 康宗林，王京娥，黎莹，等.临终反向关怀模式探析[J].医学与哲学（A），2015，36（6）：21-24，42.

[2] 王京娥，康宗林.宁养疗护中的嵌入性灵性照顾——基于癌症末期患者家属团体活动的案例分析[J].医学与哲学（B），2016，37（1）：86-89.

[3] 徐祥运，蔡振东.论大学精神的属性及其在预期社会化中的作用——兼论大学精神的培养与构建[J].辽宁师范大学学报（社会科学版），2015，38（4）：486-492.

后记

社会工作服务是宁养疗护必不可少的一部分。近15年来，宁养社会工作历经起步、发展，从最初由医护人员兼职开展相应工作，到如今各宁养院均有具备专业资质的专职社会工作者，在实践中不断尝试、探索、学习、成长，逐步走向规范化、专业化。

与医护人员不同的是，宁养社会工作的核心任务是评估和处置患者的情绪、家庭、朋辈网络以及社会环境，即社会心理灵性层面的需求，并协同其他专业人士实现"五全"照顾、全人关怀这一患者和家属，以及宁养团队共同期望的社会性服务目标。为实现这一目标，宁养社会工作服务通常以团队合作为基础，以个案、小组及社区等方式展开，包括个案管理与服务，支持性小组与团体辅导活动，社区宣传健康促进活动，以及义工招募培训、义工服务项目规划实施及督导，而资源链接与整合是宁养社会工作者的基本功，始终贯穿于服务全程。这种服务模式从实践中来，到实践中去，促进社会工作与多学科团队及不同领域服务团体的融入和联结，使多元服务、多社联动、共同服务于民成为可能，同时促进安宁疗护、宁养理念的宣传和推广。

本书收集的个案，皆出于每位案例提供者的日常工作，从需求评估到制订服务计划，直至实现帮助患者和家属缓解身心痛苦、安适无憾，无不凝聚着宁养医疗团队医护社共同努力的心血，在此感谢每一位为末期患者尽心尽力的同仁，正是各位同仁的努力使他们能够在最后的旅途中，舒适、温暖、保有尊严；感谢李嘉诚基金会「人间有情」全国宁养医疗服务计划，让我们有机会在漫漫人生路上，因爱相聚，与爱同行，为爱而为。

宁养社工督导组（卢建代笔）
2023 年 9 月